Fern Green

SMOOTHIES FÜR DEN

SPORT

· Vor und nach dem Training ·

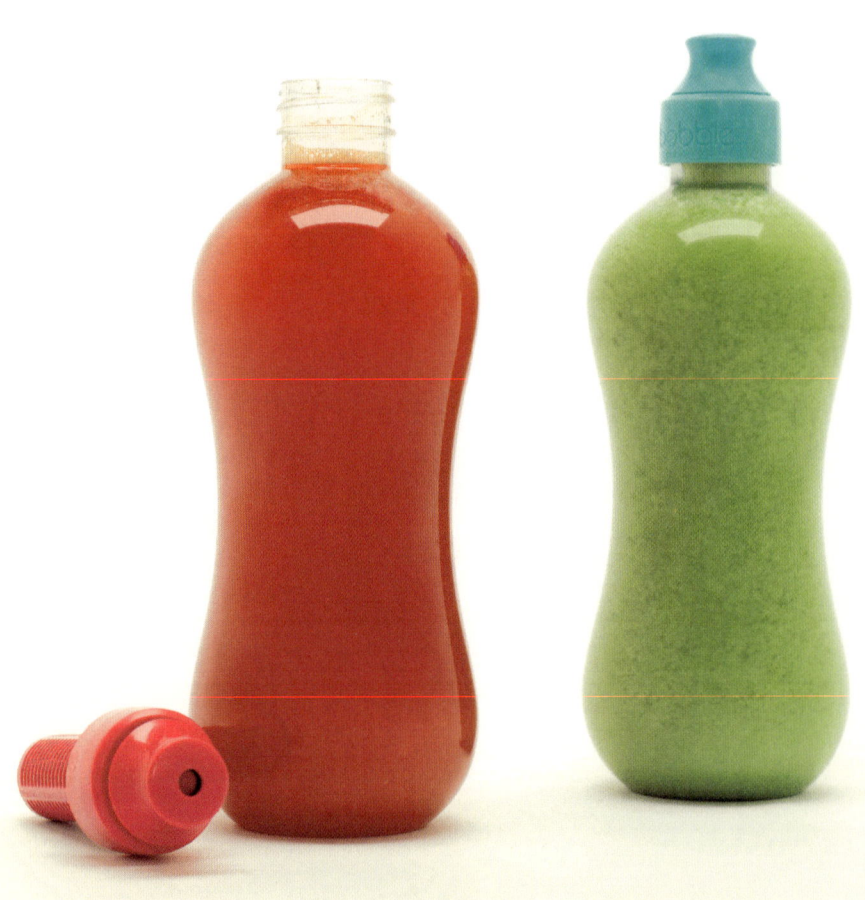

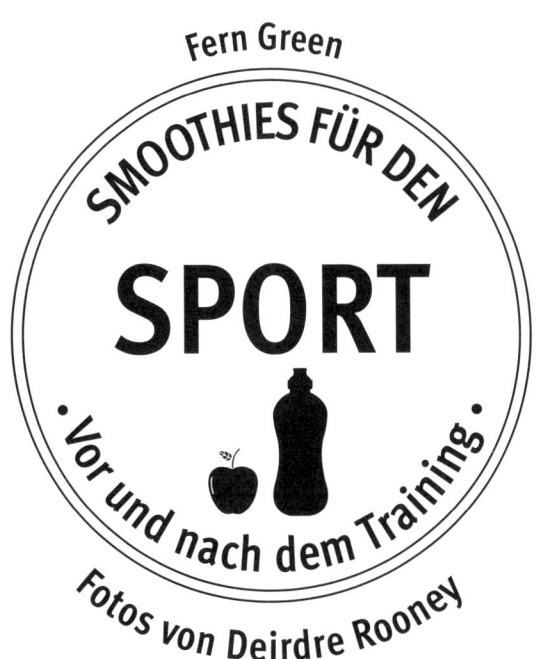

Fern Green

SMOOTHIES FÜR DEN

SPORT

· Vor und nach dem Training ·

Fotos von Deirdre Rooney

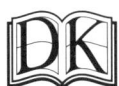

INHALT

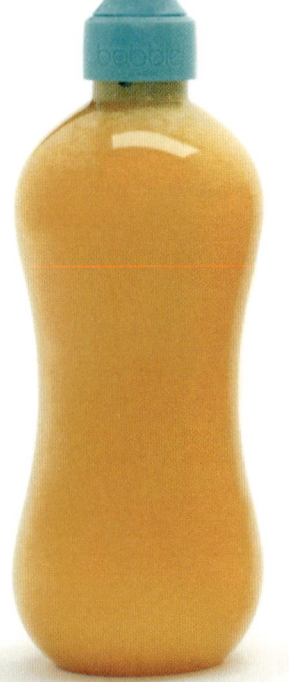
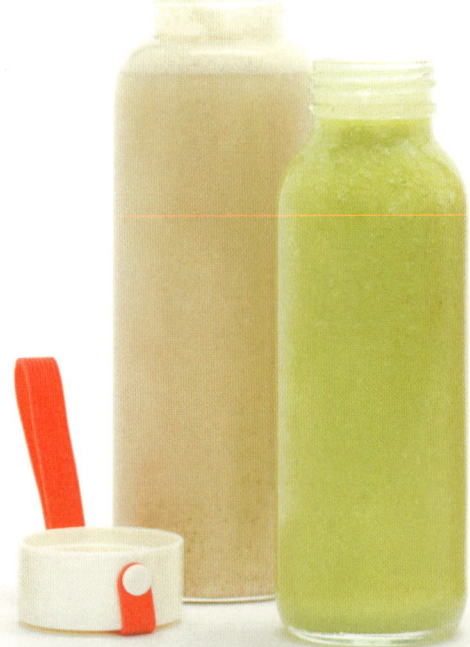

EINLEITUNG

Ob Sie laufen, schwimmen, Rad fahren oder lieber ins Fitnessstudio gehen: Jede Art von Sport erfordert Energie. Doch wir können dem Körper nur über die tägliche Nahrung Energie zuführen. Deshalb ist es besonders wichtig, auf eine ausgewogene Zusammensetzung von Nahrung und Nährstoffen zu achten.

Unsere Nahrung dient als Brennstoff für Körper und Geist. Sie versorgt die Muskeln mit Energie und trägt dazu bei, dass wir einen wachen, konzentrierten Verstand haben. Das gelingt nur mit einer hochwertigen Ernährung. Als Faustregel für die optimale Zusammenstellung gilt: 60 Prozent Kohlenhydrate, 30 Prozent Fette und 10 Prozent Proteine. Vielen fällt es manchmal schwer, genügend Zeit zum Zubereiten gesunder Mahlzeiten zu finden. Smoothies sind hier die perfekte Lösung. In den vier Kapiteln dieses Buches finden Sie Rezepte für Smoothies vor und nach dem Sport, für Muskelaufbau und Carboloading, also das Auffüllen der Glykogenspeicher. So sind Sie für alle Erfordernisse rund um Ihren Sport bestens gerüstet und können sicher sein, dass Sie Ihren Körper mit allem versorgen, was er braucht.

Was leisten Smoothies für Sportler?

Sportsmoothies sind eine schnelle und sehr effektive Möglichkeit, gesunde Nährstoffe aufzunehmen und Körper und Geist mit allem zu versorgen, was sie für ein optimales Funktionieren brauchen. Außerdem sind Smoothies leicht verdaulich und angenehm zu verzehren.

Vor dem Training empfehlen sich Smoothies, die schnell verfügbare Kohlenhydrate enthalten und dem Körper Energie und wichtige Flüssigkeit zuführen. Nach der sportlichen Belastung füllen After-Workout-Smoothies, Muskelaufbau- und Carboloading-Smoothies die Glykogenspeicher wieder auf und fördern die Regeneration und Reparatur der Muskeln. So sind die Glykogenspeicher für das tägliche Training wie auch für sportliche Events gut gefüllt. Mit Smoothies führen Sie Ihrem Körper also vor dem Sport Brennstoff zu und erleichtern ihm zugleich die Erholung nach der Belastung. Konventionelle Mahlzeiten, die meist schwer im Magen liegen, können da nicht mithalten.

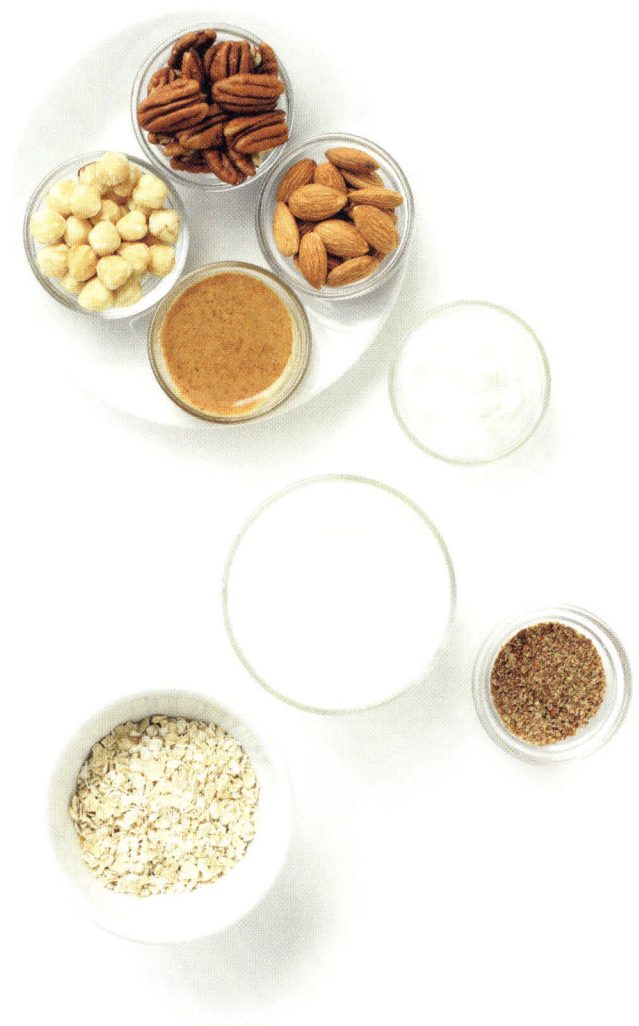

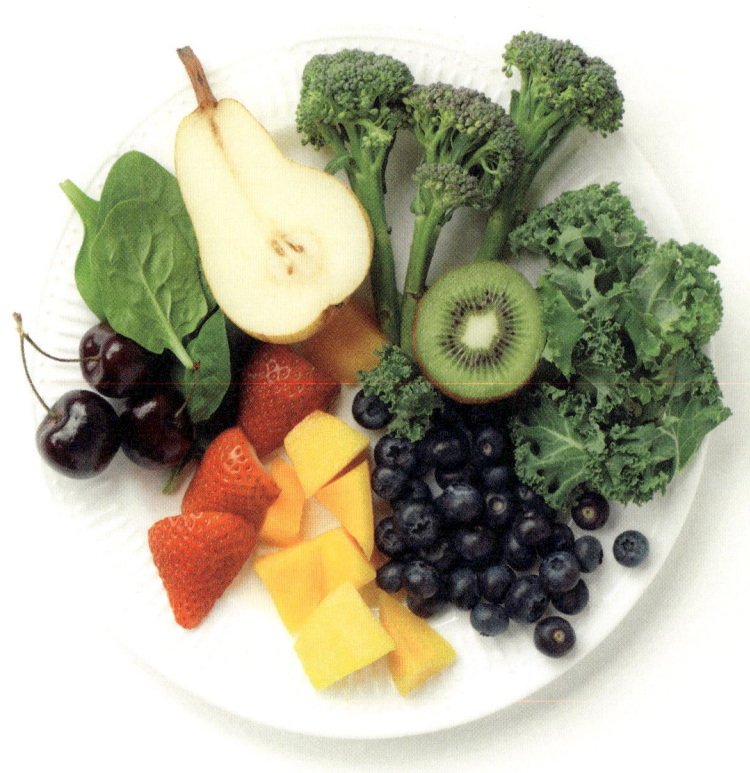

BRENNSTOFF FÜR DEN KÖRPER

Für die optimale Versorgung des Körpers brauchen wir Kohlenhydrate, Fette und Proteine – vor dem Sport als Energielieferanten und nach dem Sport für die Erholung. Es kommt aber darauf an, die richtigen Lebensmittel zu wählen.

Kohlenhydrate

Kohlenhydrate sind die wichtigsten Energielieferanten des Körpers. Man unterscheidet zwischen einfachen und komplexen Kohlenhydraten: Zu den einfachen Kohlenhydraten gehören zuckerhaltige Lebensmittel, Früchte, Gemüse, Milchprodukte, gemälzter Weizen, gemälzte Gerste, gekeimtes Getreide, Malzextrakt und Zuckermelasse. Zu den komplexen Kohlenhydraten zählen stärkehaltige Lebensmittel wie Brot, Kartoffeln, Getreide, Pasta und Reis.

Alle Kohlenhydrate werden vom Organismus in Glukose und Glykogen umgewandelt, damit sie überhaupt als Brennstoff genutzt werden können. Die Umwandlung komplexer Kohlenhydrate geht langsamer vonstatten. Bei jeder sportlichen Betätigung werden die arbeitenden Muskeln mit Glukose aus dem Blut und mit Glykogen aus den Speichern in Leber und Muskeln versorgt. Ist ausreichend Glukose vorhanden, werden überzählige Kohlenhydrate in Glykogen umgewandelt und gespeichert. Schwimmt aber nicht genug Glukose im Blut, wird gespeichertes Glykogen wieder in Glukose umgebaut. Darum empfiehlt es sich unbedingt, nach dem Training die Glykogenspeicher aufzufüllen, damit auch für den Rest des Tages noch genug Energie zur Verfügung steht.

Zutaten mit wertvollen Kohlenhydraten

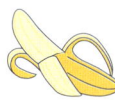

Früchte – Erdbeeren, Birnen, Mangos, Bananen, Kiwis, Kirschen, Aprikosen, Heidelbeeren und andere Obstsorten geben langsam Energie ab und eignen sich gut für Ausdauersportarten wie zum Beispiel Marathon.

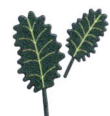

Dunkelgrünes Blattgemüse – Kohl, Grünkohl, Brokkoli und Spinat empfehlen sich wegen ihrer hohen Nährstoffdichte für grüne Smoothies. Ihre Ballaststoffe verlangsamen die Aufnahme von Zucker. So wird Energie langsam und gleichmäßig abgegeben, und man bleibt körperlich und geistig länger leistungsfähig.

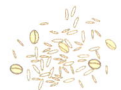

Reis & Hafer – Gekochter Reis und Reismilch sind eine Alternative zu Haferflocken. Auch sie geben ihre Energie langsam ab und helfen so, Blutzuckerschwankungen zu vermeiden.

Fette

Sie werden in gesättigte und ungesättigte Fette eingeteilt. Gesättigte Fette sind ungesund. Sie sind beispielsweise in Butter, Käse und fettem Fleisch enthalten. Gesünder sind ungesättigte Fette, die in Pflanzenölen, Fischölen, Nüssen, Samen und Avocados stecken.

Fette gehören unbedingt zu einer ausgewogenen Ernährung. Nicht alle Fette sind gleich, aber wie Kohlenhydrate liefern sie Energie: 1 Gramm Fett enthält rund 9 Kilokalorien, 1 Gramm Kohlenhydrate liefert nur 4 Kilokalorien. Fett wird aber nur langsam in Energie umgewandelt. Bei starker Anstrengung muss der Körper seine Glykogenspeicher angreifen, um schnell Energie bereitzustellen. Bei mäßiger, aber länger andauernder Anstrengung versucht der Körper, seine Glykogenspeicher zu schonen und greift zur Energiegewinnung seine Fettreserven an.

Aus überschüssigen Kohlenhydraten und Proteinen in der Nahrung kann der Körper selbst Fett herstellen. Bestimmte essenzielle ungesättigte Fette aber kann er nicht selbst produzieren, sie müssen immer über die Nahrung zugeführt werden. Dazu gehören Omega-3-Fettsäuren aus grünem Blattgemüse und einigen Pflanzenölen sowie Omega-6-Fettsäuren, die beispielsweise in Oliven- und Sonnenblumenöl enthalten sind. Fette isolieren und schützen den Körper und werden außerdem zur Verwertung von fettlöslichen Vitaminen (A, D, E und K) benötigt.

Zutaten mit gesunden Fetten

 Leinsamen – Die Samen der Flachspflanze sind reich an Omega-3-Fettsäuren und enthalten außerdem B-Vitamine, Magnesium und Mangan. B-Vitamine spielen bei der Energiegewinnung aus der Nahrung eine Rolle. Magnesium ist wichtig für die Muskelkontraktion, und Mangan ist ein wichtiger Bestandteil vieler Enzyme, die an der Energieproduktion beteiligt sind.

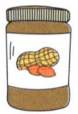 Erdnussmus – Erdnüsse sind reich an ungesättigten Fetten. Sie sind kalorienreich, spenden also viel Energie. Sie enthalten B-Vitamine, Phosphor, Eisen, Kupfer, Kalium und Vitamin E. Kupfer trägt zum Schutz vor freien Radikalen bei und unterstützt den Körper bei der Aufnahme von Eisen aus der Nahrung.

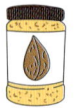 Mandelmus – Mandeln enthalten Vitamin E und Antioxidantien, die das Immunsystem stärken. Sie können lindernd bei Krämpfen in den Beinen wirken, die vor allem bei Ausdauersportlern oft nachts auftreten. Diese Krämpfe sind ein Anzeichen von Erschöpfung und unausgewogenem Elektrolythaushalt. Smoothies mit Erdnuss-, Mandel- oder Cashewmus können helfen, das Gleichgewicht wieder herzustellen und zu erhalten.

Proteine

Proteine sind für den Muskelaufbau erforderlich, können aber auch Energie liefern. Doch greift der Körper nur auf sie zurück, wenn seine Glykogenspeicher restlos geleert sind. Außerdem werden Proteine für Wachstum und Reparatur von Gewebe benötigt – gerade bei regelmäßiger Beanspruchung durch Sport.

Optimale Proteinquellen

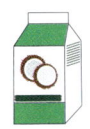 Pflanzendrinks – Alle Pflanzendrinks enthalten hochwertige Proteine, die Mineralstoffe Kalzium, Phosphor und das Spurenelement Zink. Verwenden Sie nur ungesüßte Produkte.

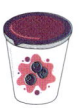 Joghurt – Das Milchprodukt enthält Phosphor und Kalzium für starke Knochen und macht Smoothies schön cremig. Wer klassischen Joghurt aus Kuhmilch umgehen möchte, greift zu milchfreien Joghurtalternativen.

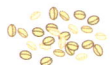 Haferflocken – Sie enthalten komplexe Kohlenhydrate, Ballaststoffe und viel Protein: perfekt für Smoothies.

VOR DEM SPORT

Auf die Plätze, fertig, los! Sie planen einen langen Lauf, wollen ausgiebig tanzen oder sich im Fitnessstudio auspowern? Dann trinken Sie vorher einen Smoothie aus diesem Kapitel. Prall gefüllt mit Nährstoffen machen diese Shakes Sie fit für jede sportliche Belastung.

Kokos – Dattel • Blauer Apfel • Tropenkraft
Espresso-Kick • Açaí – Ginseng
Kokos – Hafer • Fit mit Feige • Pina Coco Lada
Erdbeer-Workout • Beerenstark
Blaues Wunder • Birne – Matcha • Grüner
Erfrischer • Banane – Hafer • Maca-Fitmacher
Rote Power • Chia – Grüntee • Nussgenuss

KOKOS – DATTEL

Für 1 Person – Zubereitung: 5 Minuten

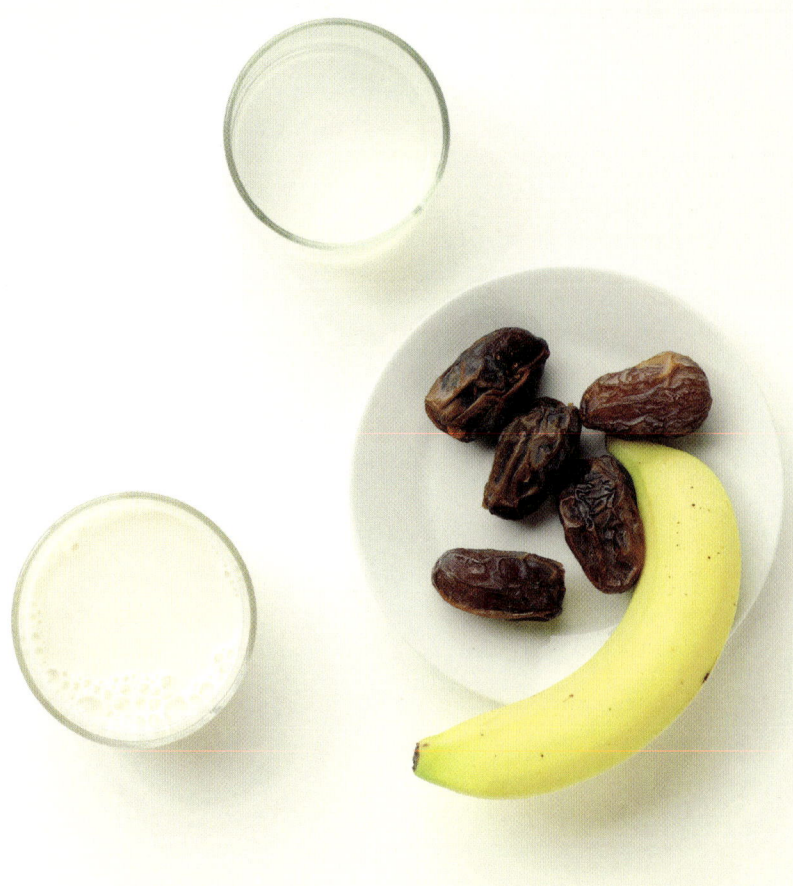

ZUTATEN

230 ml Kokoswasser • 120 ml Mandeldrink

5 Medjool-Datteln, entsteint • 1 Banane, geschält und gewürfelt

Datteln sind sehr ballaststoffreich und tragen zur Regulierung des
Cholesterinspiegels bei.

SE *Spendet Energie* **M** *Mineralstoffreich* **V** *Vitaminreich*

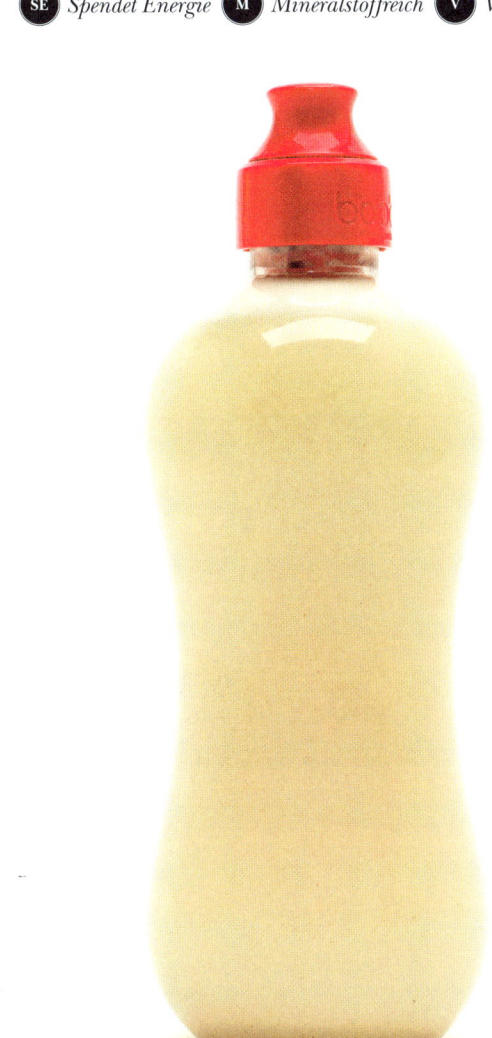

Kokoswasser, Mandeldrink, Datteln und Bananenstücke in den Mixer füllen
und cremig pürieren.

BLAUER APFEL

Für 1 Person – Zubereitung: 5 Minuten

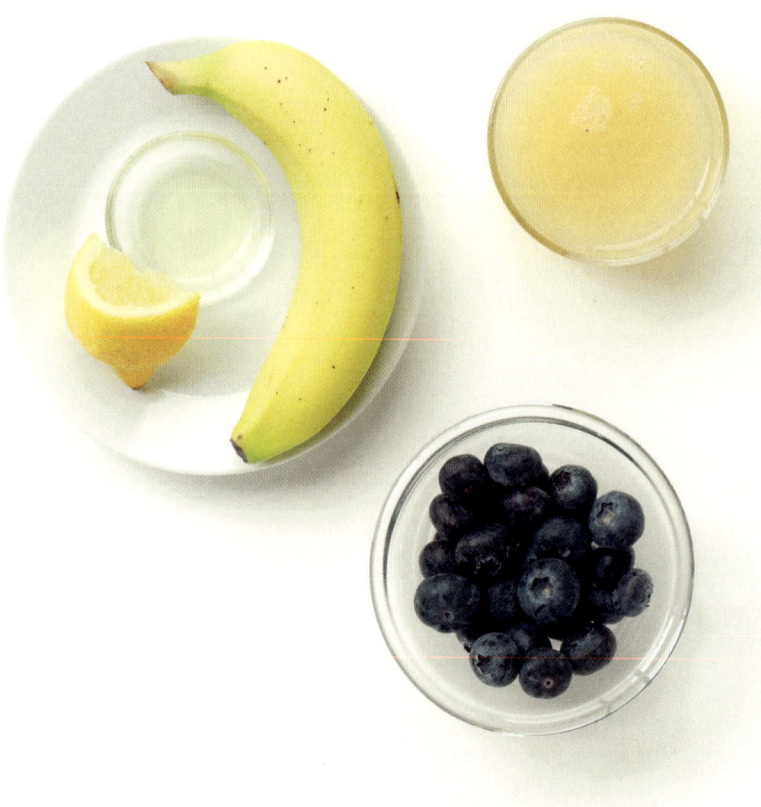

ZUTATEN

230 ml naturtrüber Apfelsaft • 160 g Heidelbeeren

1 Banane, geschält und gewürfelt

50 ml Kokoswasser • Saft von ¼ Zitrone

Die Enzyme der Äpfel helfen bei der Aufspaltung von Kohlenhydraten, stabilisieren den Blutzuckerspiegel und schützen das Kollagen der Haut.

V *Vitaminreich* **HY** *Hydrierend* **GH** *Gut für die Haut*

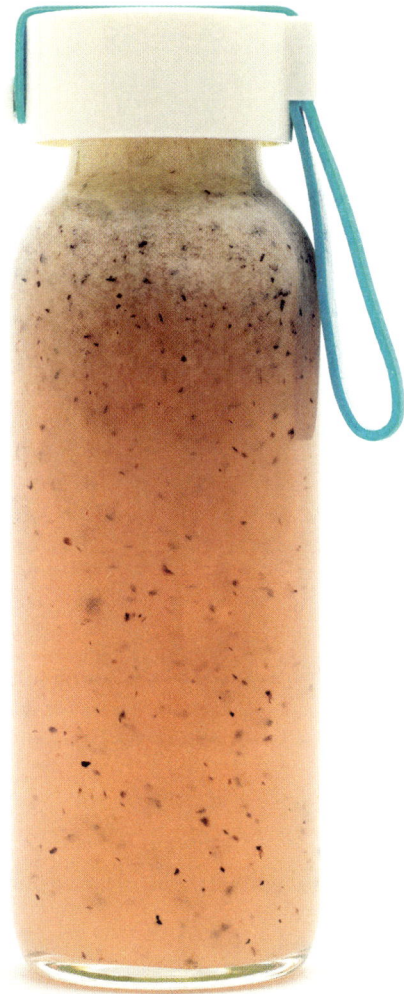

Apfelsaft, Heidelbeeren, Banane, Kokoswasser und Zitronensaft in den Mixer füllen und cremig pürieren.

TROPENKRAFT

Für 1 Person – Zubereitung: 5 Minuten

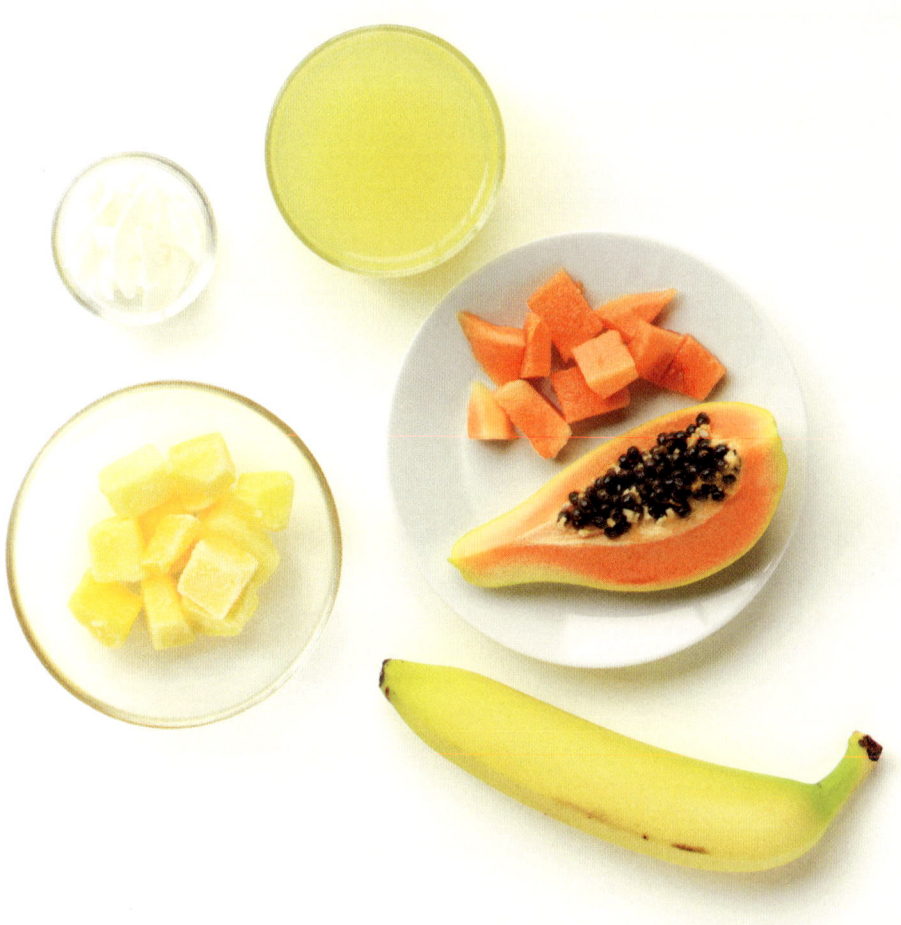

ZUTATEN

230 ml Ananassaft • 80 g Papaya, geschält, entkernt und gewürfelt

1 Banane, geschält und gewürfelt

½ Mango, geschält und gewürfelt • 1 EL Kokosraspel

Ananas enthält viel Vitamin C, das das Immunsystem des Körpers schnell auf Trab bringt.

FV *Fördert die Verdauung* **V** *Vitaminreich* **M** *Mineralstoffreich*

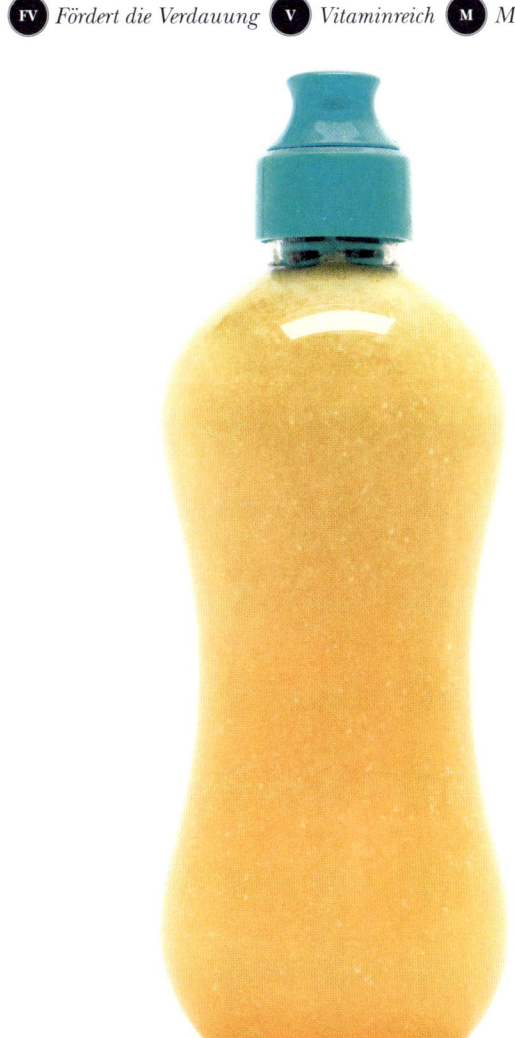

Ananassaft, Papaya, Banane, Mango und Kokosraspel in den Mixer füllen und cremig pürieren.

ESPRESSO-KICK

Für 1 Person – Zubereitung: 5 Minuten

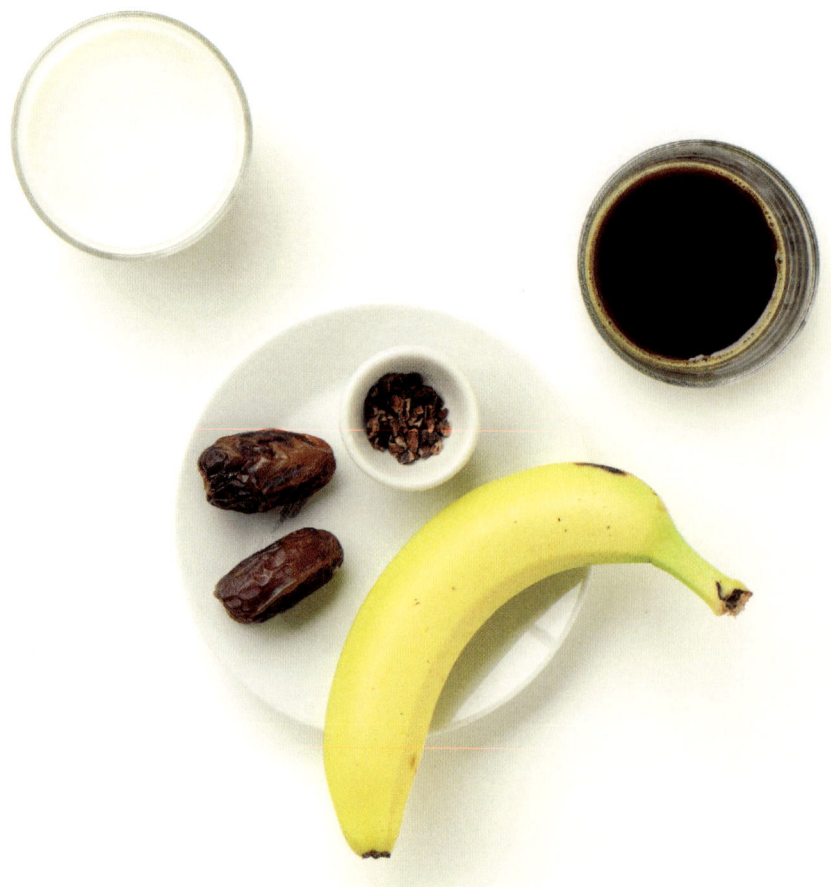

ZUTATEN

230 ml Cashewdrink • 25 ml kalter Espresso

1 Banane, geschält und gewürfelt • 2 Medjool-Datteln, entsteint

½ EL Kakaonibs

Cashewdrink ist reich an Vitamin K. Dieses Vitamin wird für die Blutgerinnung benötigt und stärkt die Knochen.

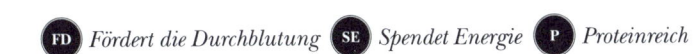 FD *Fördert die Durchblutung* SE *Spendet Energie* P *Proteinreich*

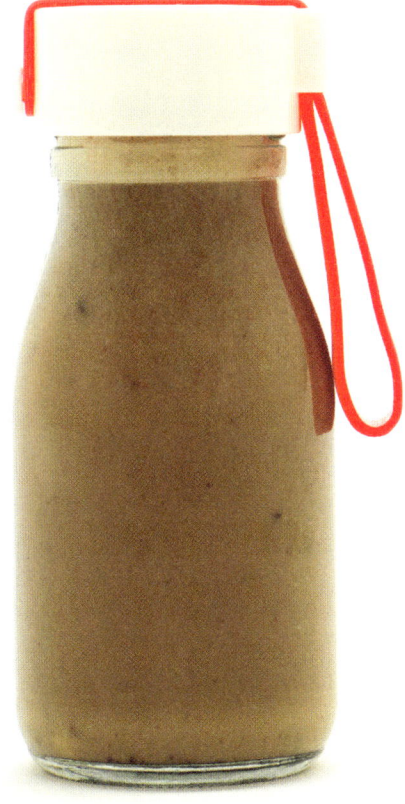

Cashewdrink, Espresso, Banane, Datteln und Kakaonibs in den Mixer füllen und cremig pürieren.

AÇAÍ – GINSENG

Für 1 Person – Zubereitung: 5 Minuten

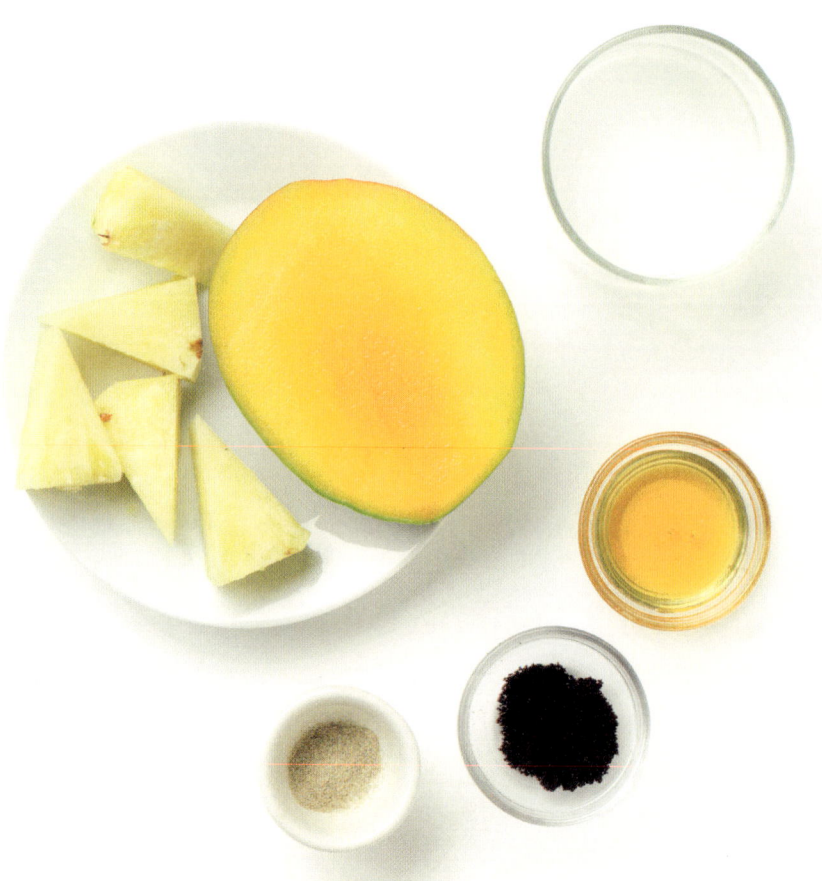

ZUTATEN
80 g Ananasfruchtfleisch, gewürfelt

80 g Mangofruchtfleisch, gewürfelt • 230 ml Kokoswasser

1 EL Honig (am besten Bio) • 1 EL Açaí-Pulver

½ TL Ginseng-Pulver

Açaí-Beeren enthalten pflanzliche Sterole. Diese sekundären Pflanzeninhaltsstoffe schützen das Herz und unterstützen die Zellgesundheit.

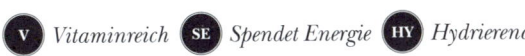

V *Vitaminreich* **SE** *Spendet Energie* **HY** *Hydrierend*

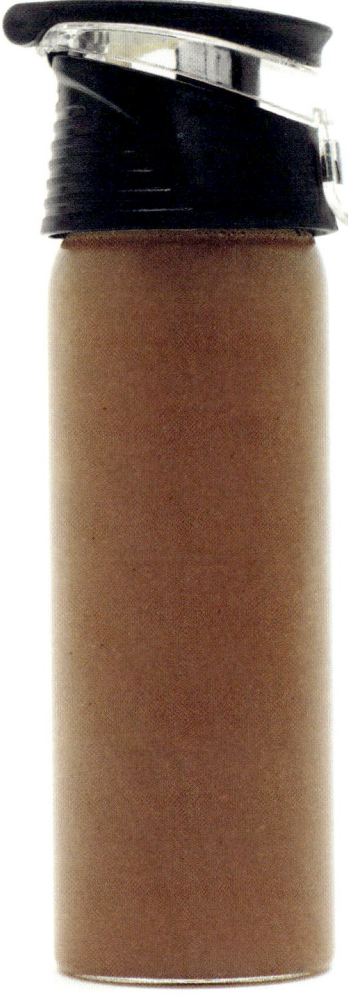

Ananas, Mango, Kokoswasser, Honig, Açaí- und Ginseng-Pulver mit
100 ml Wasser in den Mixer füllen und cremig pürieren.

KOKOS – HAFER

Für 1 Person – Zubereitung: 5 Minuten

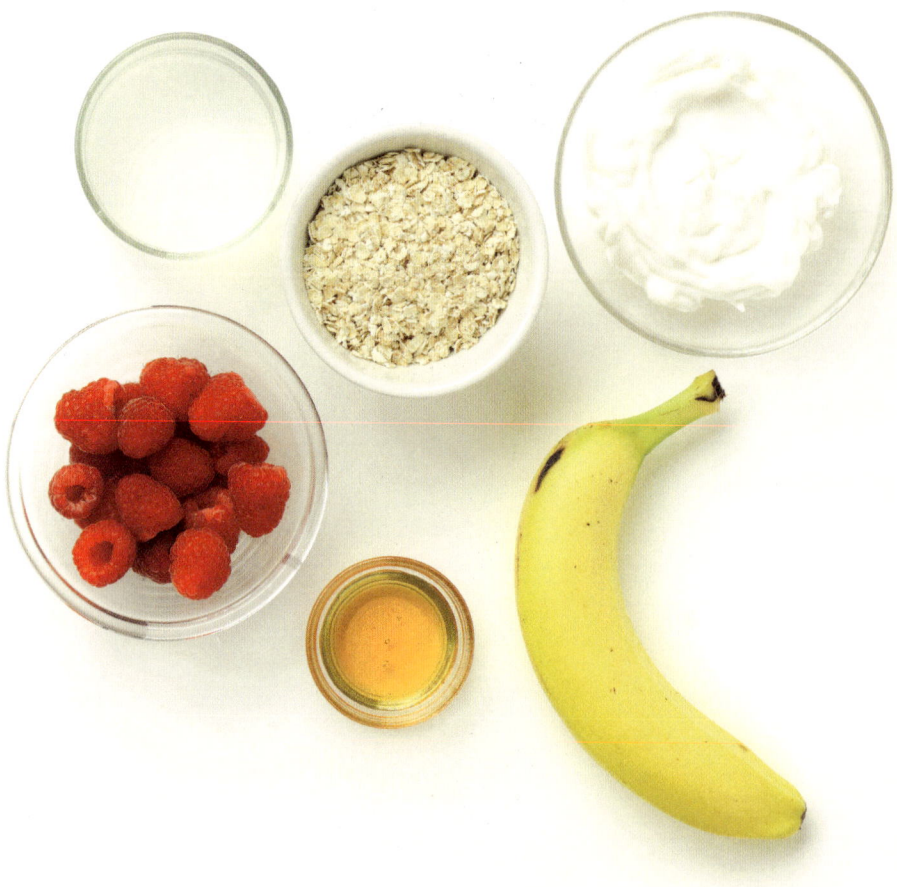

ZUTATEN

250 ml Kokoswasser • 90 g Haferflocken • 60 g Kokosjoghurt

80 g Himbeeren • 1 Banane, geschält und gewürfelt

1 EL Honig (am besten Bio)

Haferflocken sind ballaststoffreich. Zudem enthalten sie Antioxidantien, die für ein gesundes Herz sorgen.

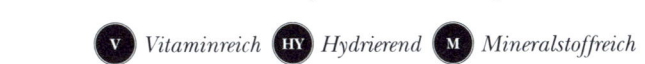

Kokoswasser, Haferflocken, Kokosjoghurt, Himbeeren, Banane und Honig in den Mixer füllen und cremig pürieren.

FIT MIT FEIGE

Für 1 Person – Zubereitung: 5 Minuten

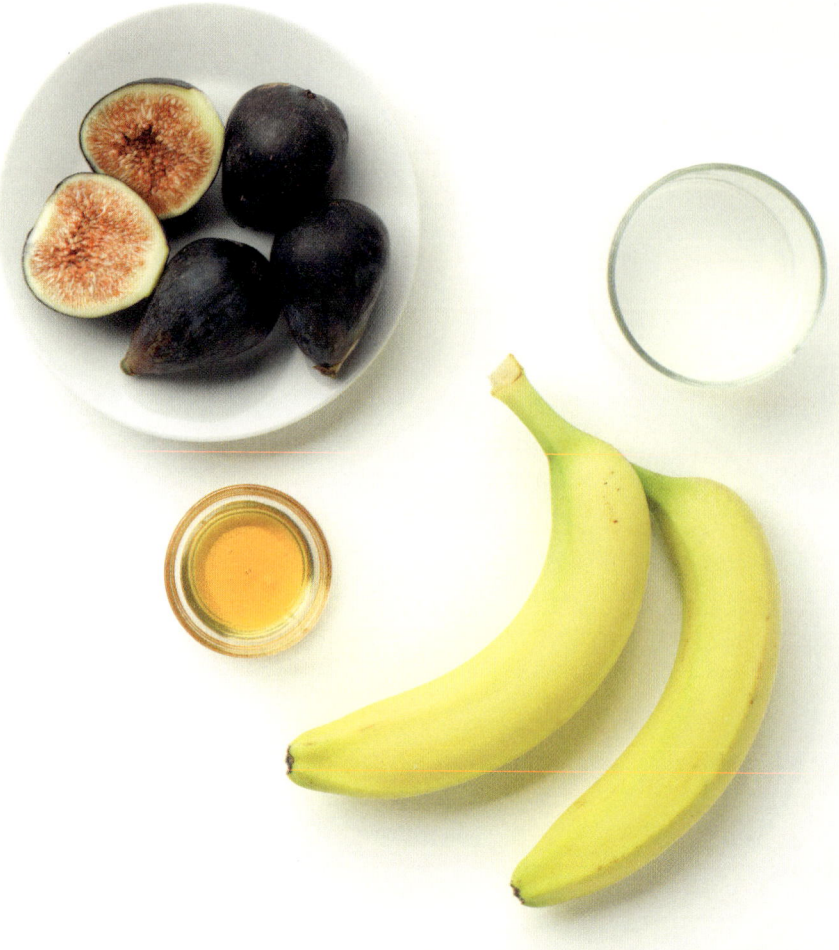

ZUTATEN

4 Feigen, halbiert • 2 Bananen, geschält und gewürfelt

230 ml Kokoswasser • 1 EL Agavendicksaft

In Feigen steckt enorm viel Kalzium. Dieser Mineralstoff stärkt die Gesundheit von Knochen und Zähnen.

FV *Fördert die Verdauung* **HY** *Hydrierend* **M** *Mineralstoffreich*

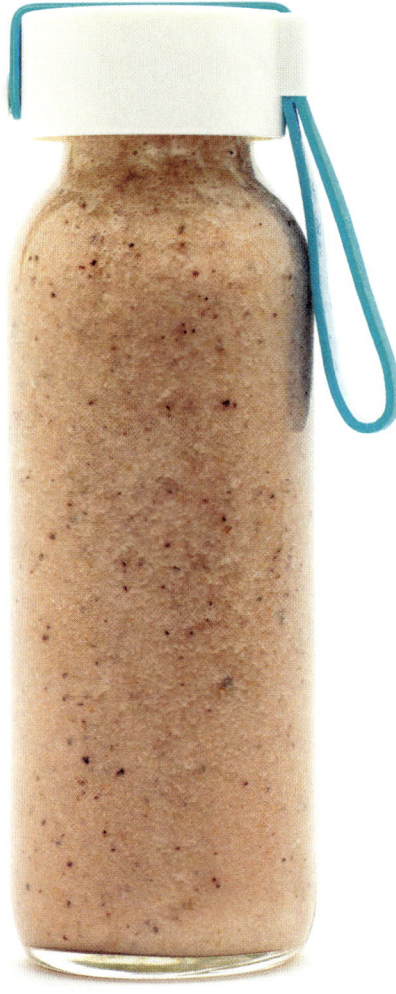

Feigen, Bananen, Kokoswasser und Agavendicksaft in den Mixer füllen und cremig pürieren.

PINA COCO LADA

Für 1 Person – Zubereitung: 5 Minuten

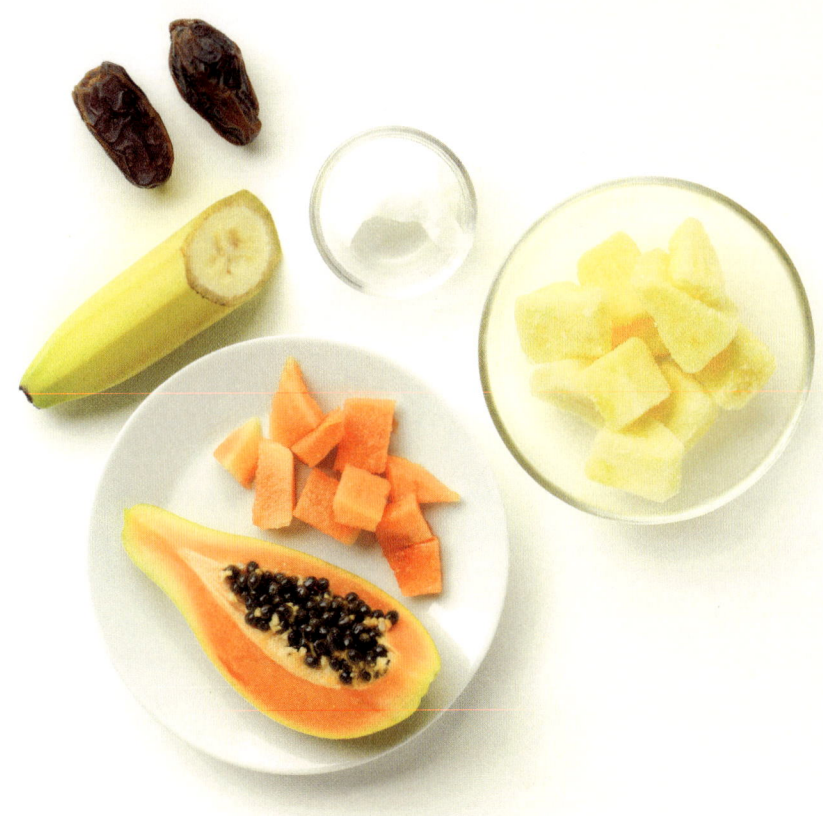

ZUTATEN

160 g Ananasfruchtfleisch, gewürfelt

80 g Papaya, geschält, entkernt und gewürfelt

½ Banane, geschält und gewürfelt • 2 Medjool-Datteln, entsteint

1 EL Kokosöl

Ananas enthält Bromelain. Dieses Enzym hemmt entzündliche Prozesse in Muskeln und Gelenken.

V *Vitaminreich* **M** *Mineralstoffreich* **FV** *Fördert die Verdauung*

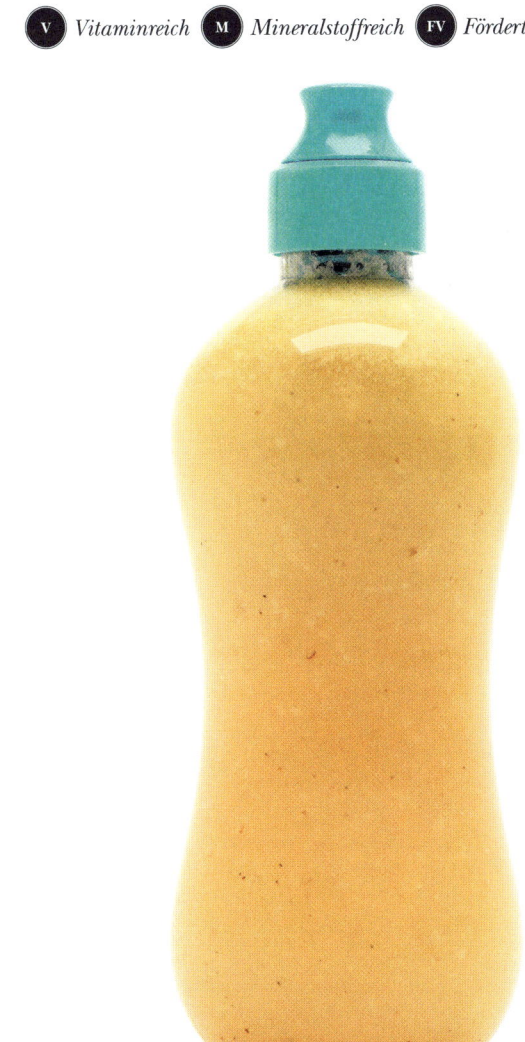

Ananas, Papaya, Banane, Datteln und Kokosöl mit 100 ml Wasser in den Mixer füllen und cremig pürieren.

ERDBEER-WORKOUT

Für 1 Person – Zubereitung: 5 Minuten

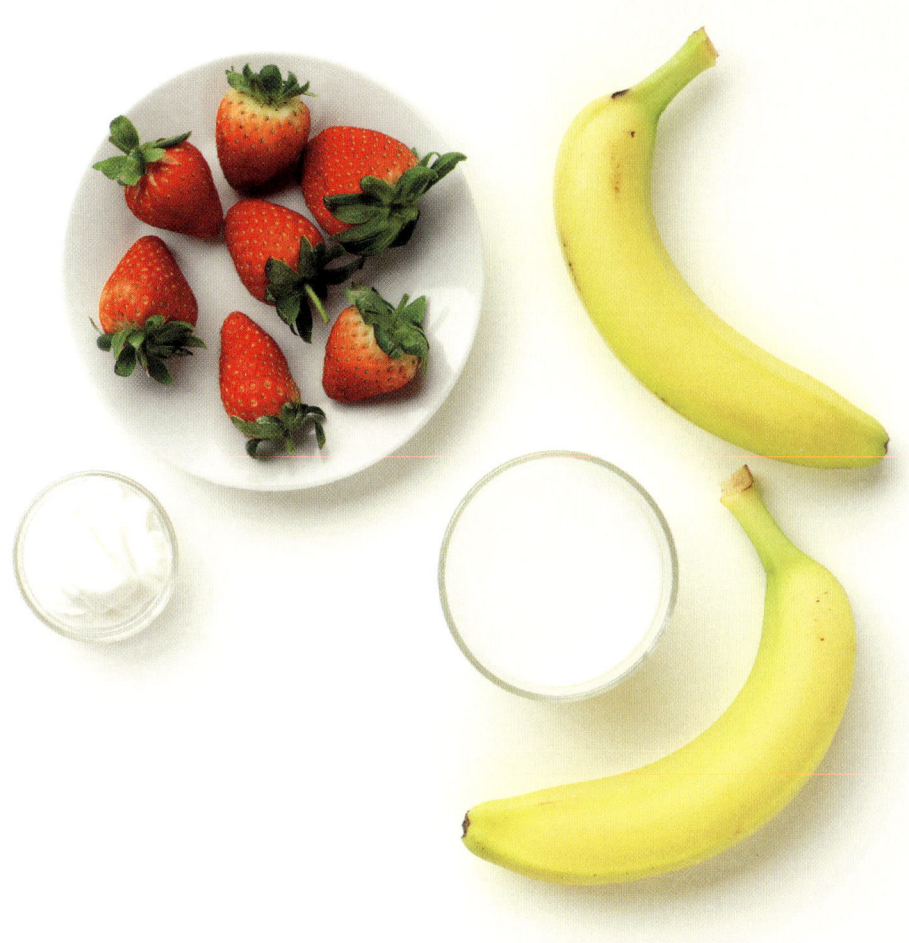

ZUTATEN

80 g Erdbeeren, entkelcht • 2 Bananen, geschält und gewürfelt

230 ml Kokosnussdrink • 50 g Kokosjoghurt

Erdbeeren sind reich an Vitamin C und K. Die Früchte enthalten außerdem noch Ballaststoffe, Folsäure, Mangan und Kalium.

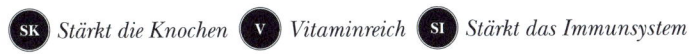 **SK** *Stärkt die Knochen* **V** *Vitaminreich* **SI** *Stärkt das Immunsystem*

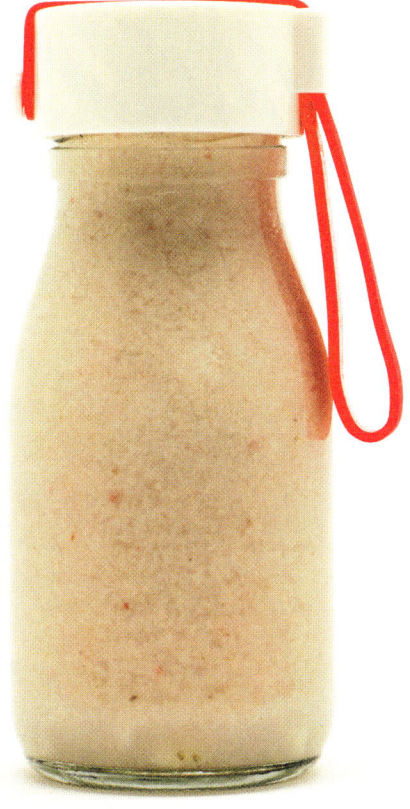

Erdbeeren, Bananen, Kokosnussdrink und Kokosjoghurt in den Mixer füllen und cremig pürieren.

BEERENSTARK

Für 1 Person – Zubereitung: 5 Minuten

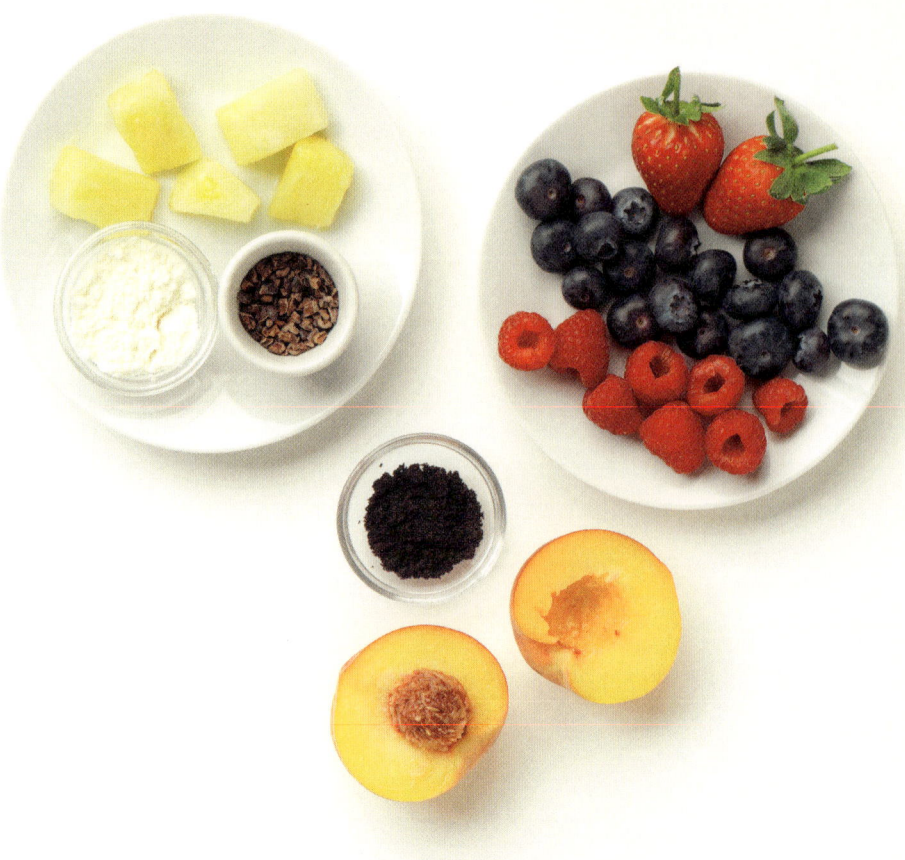

ZUTATEN

40 g Ananasfruchtfleisch, gewürfelt • 120 g gemischte Beeren

1 Pfirsich, halbiert, entsteint und gewürfelt

1 TL Açai-Pulver • 1 Messlöffel Proteinpulver • ½ EL Kakaonibs

Ob blau oder rot, Beeren bringen mit ihren Ballaststoffen die Verdauung schnell in Schwung.

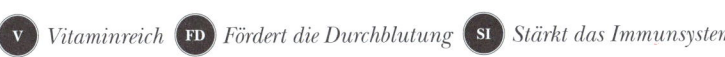

V *Vitaminreich* **FD** *Fördert die Durchblutung* **SI** *Stärkt das Immunsystem*

Ananas, Beeren, Pfirsich, Açaí-Pulver, Proteinpulver, und Kakaonibs mit 250 ml Wasser in den Mixer füllen und cremig pürieren.

BLAUES WUNDER

Für 1 Person – Zubereitung: 5 Minuten

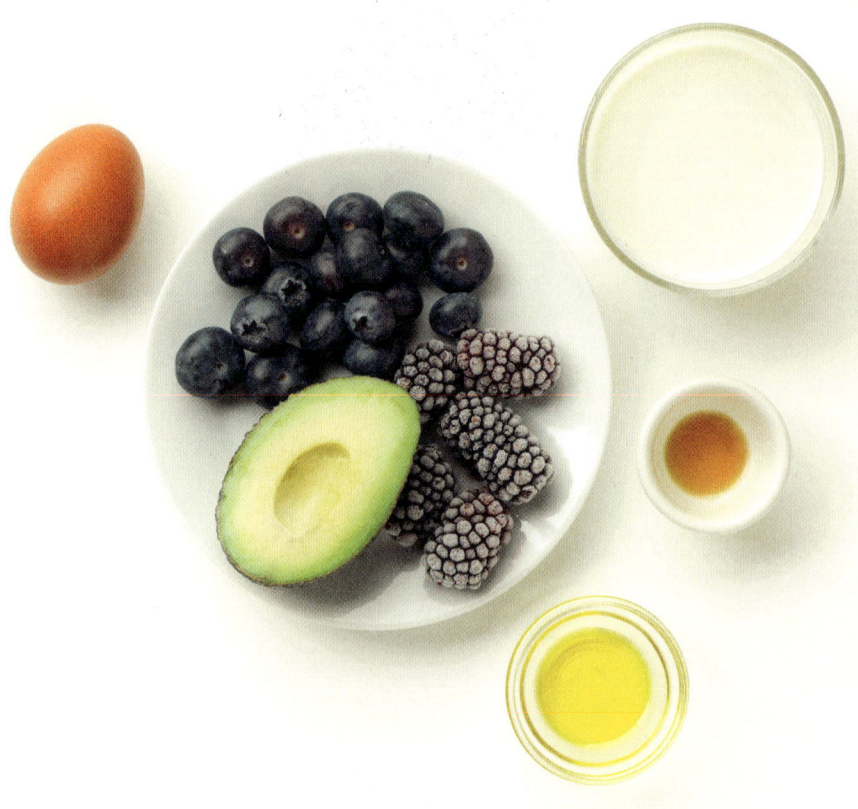

ZUTATEN

100 g Heidelbeeren • 50 g Brombeeren (frisch oder TK)

½ kleine Avocado, entsteint und geschält • 1 Bio-Ei

230 ml Mandeldrink • 1 EL Leinöl

¼ TL Vanilleextrakt oder Mark von ¼ Vanilleschote

Heidelbeeren enthalten Anthocyane. Diese speziellen Antioxidantien beugen altersbedingtem Gedächtnisverlust vor.

P *Proteinreich* **GH** *Gut für die Haut* **SK** *Stärkt die Knochen*

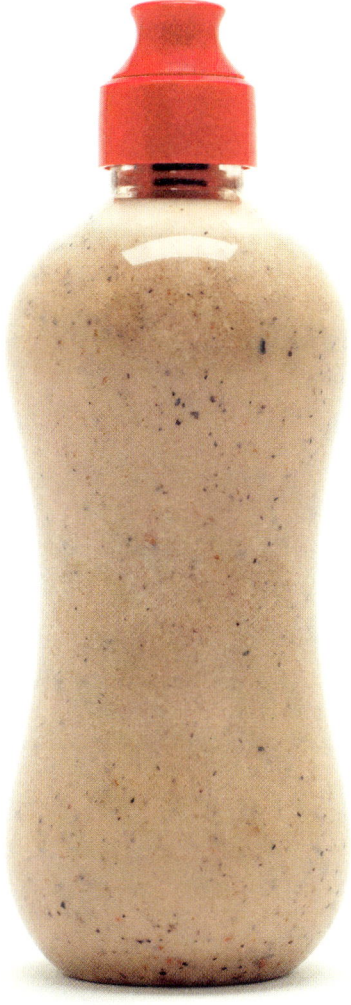

Beeren, Avocado, Ei, Mandeldrink, Leinöl und Vanille in den Mixer füllen und cremig pürieren.

BIRNE – MATCHA

Für 1 Person – Zubereitung: 5 Minuten

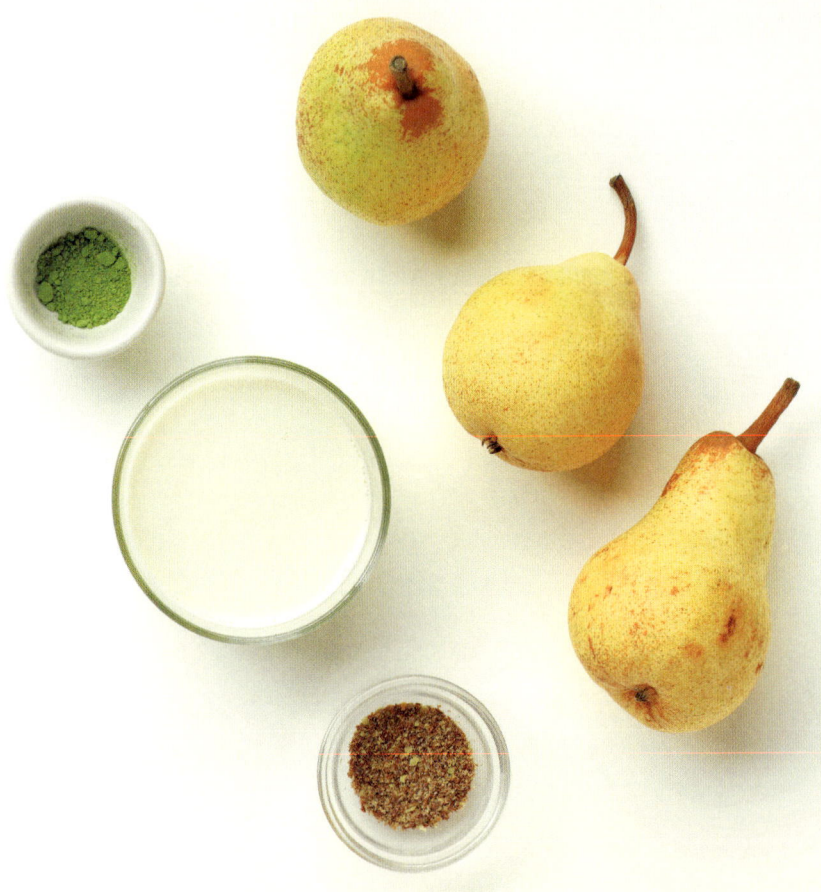

ZUTATEN

3 Birnen, geschält, entkernt und gewürfelt

½ TL Matcha-Pulver (Grünteepulver)

230 ml Kürbiskernmilch • 1 EL geschroteter Leinsamen

Birnen enthalten Kupfer, Eisen, Kalium, Mangan und Magnesium sowie B-Vitamine, darunter Folsäure und Riboflavin.

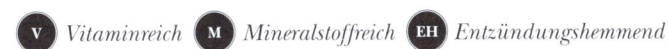 *Vitaminreich* Ⓜ *Mineralstoffreich* ⓔⒽ *Entzündungshemmend*

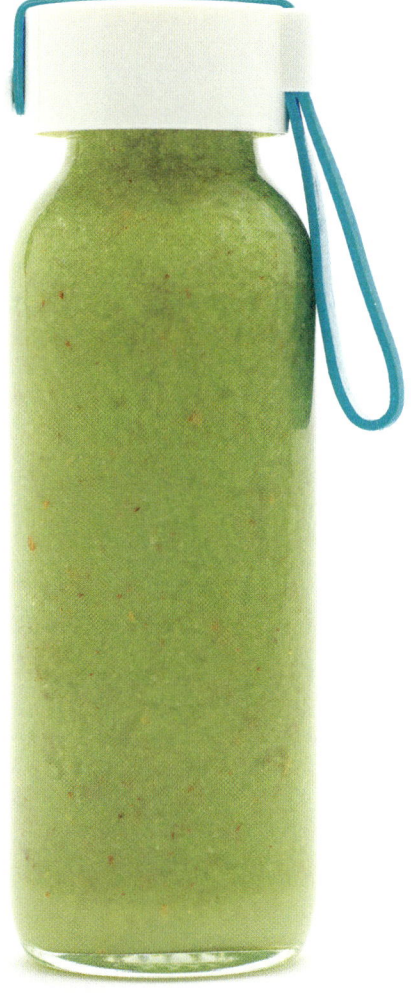

Birnen, Matcha-Pulver, Kürbiskernmilch und Leinsamen in den Mixer füllen und cremig pürieren.

GRÜNER ERFRISCHER

Für 1 Person – Zubereitung: 5 Minuten

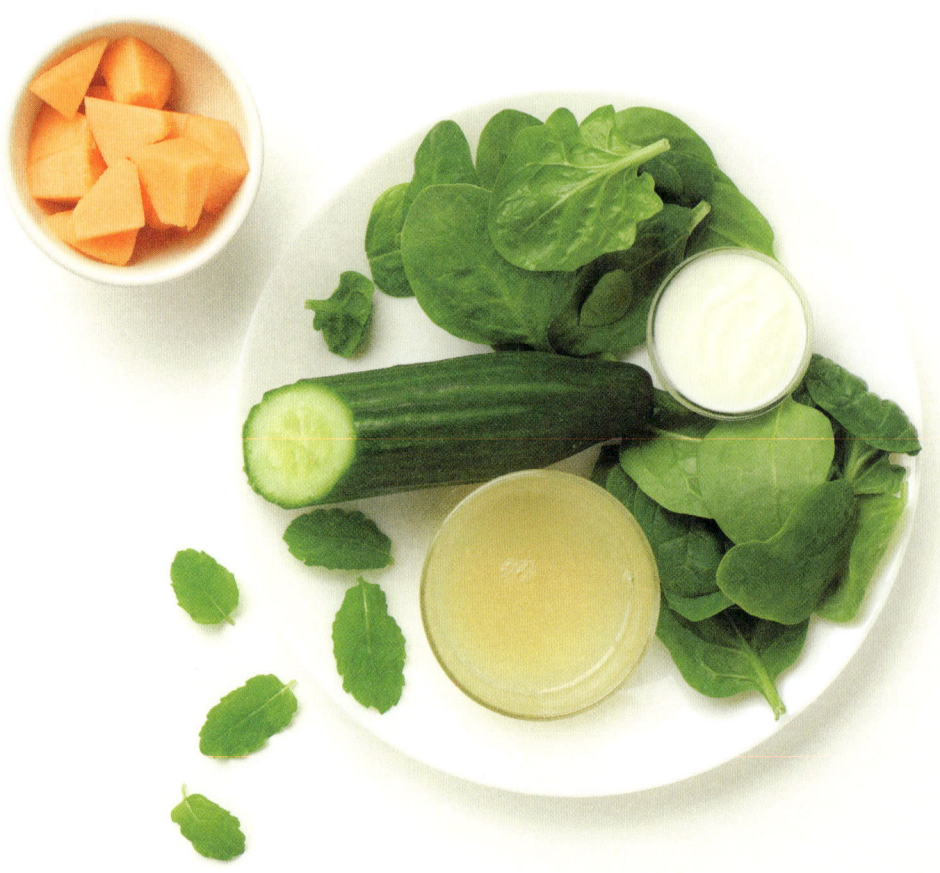

ZUTATEN
¼ Cantaloupe-Melone, gewürfelt • 5 Minzeblätter

2 Handvoll junger Blattspinat

½ Salatgurke, gewürfelt • 2 EL Joghurt

60 ml naturtrüber Apfelsaft

Die orangefarbenen Cantaloupe-Melonen sind reich an Kalium und B-Vitaminen.

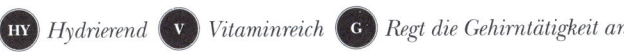 **HY** *Hydrierend* **V** *Vitaminreich* **G** *Regt die Gehirntätigkeit an*

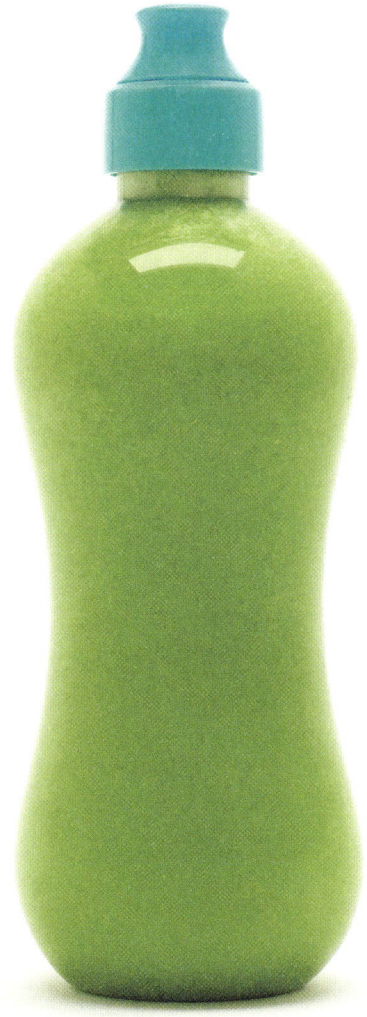

Melone, Minze, Spinat, Gurke, Joghurt und Apfelsaft mit 250 ml Wasser in den Mixer füllen und cremig pürieren.

BANANE – HAFER

Für 1 Person – Zubereitung: 5 Minuten

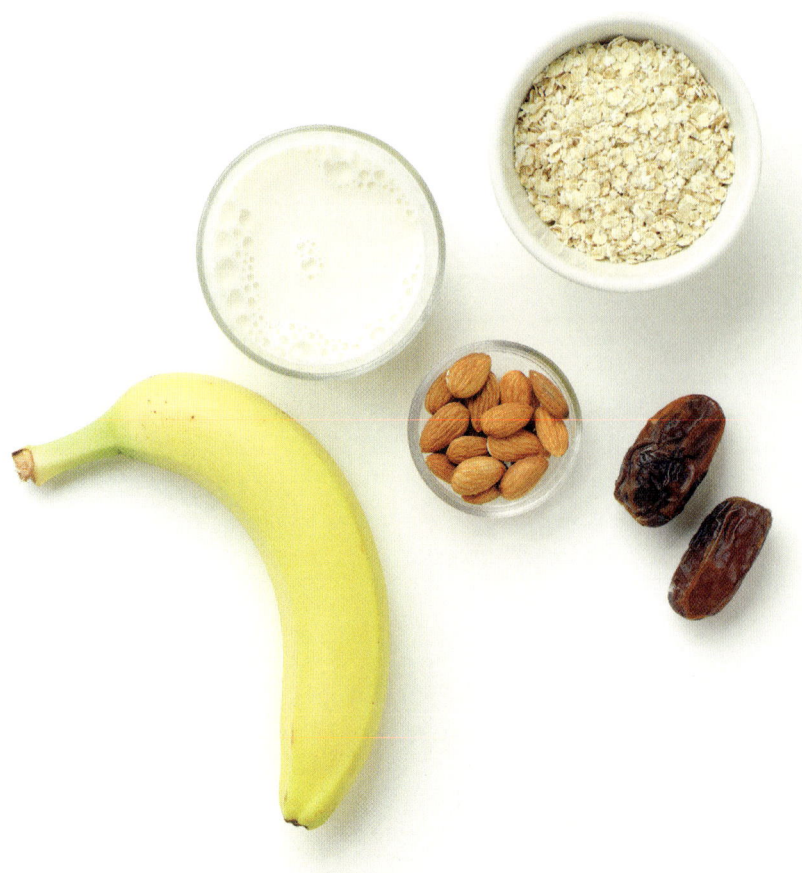

ZUTATEN

250 ml Mandeldrink • 100 g Haferflocken

1 Banane, geschält und gewürfelt • 2 Medjool-Datteln, entsteint

1 EL Mandeln

Bananen sind reich an Kalium. Der Mineralstoff sorgt für eine gesunde Herzfunktion und reguliert den Blutdruck.

P *Proteinreich* **GH** *Gut für die Haut* **M** *Mineralstoffreich*

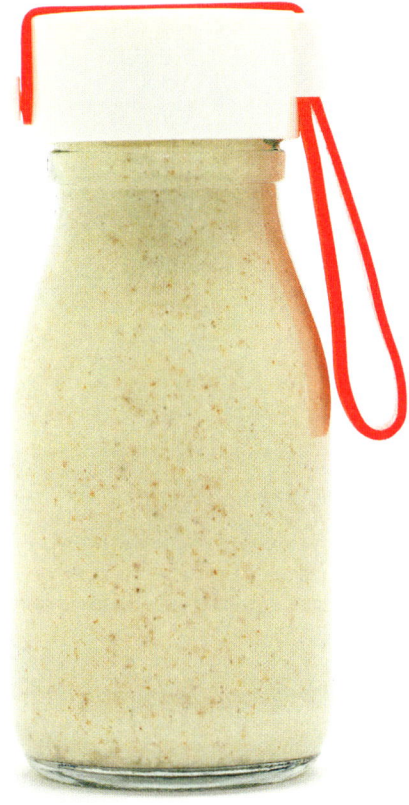

Mandeldrink, Haferflocken, Banane, Datteln und Mandeln in den Mixer füllen und cremig pürieren.

MACA-FITMACHER

Für 1 Person – Zubereitung: 5 Minuten

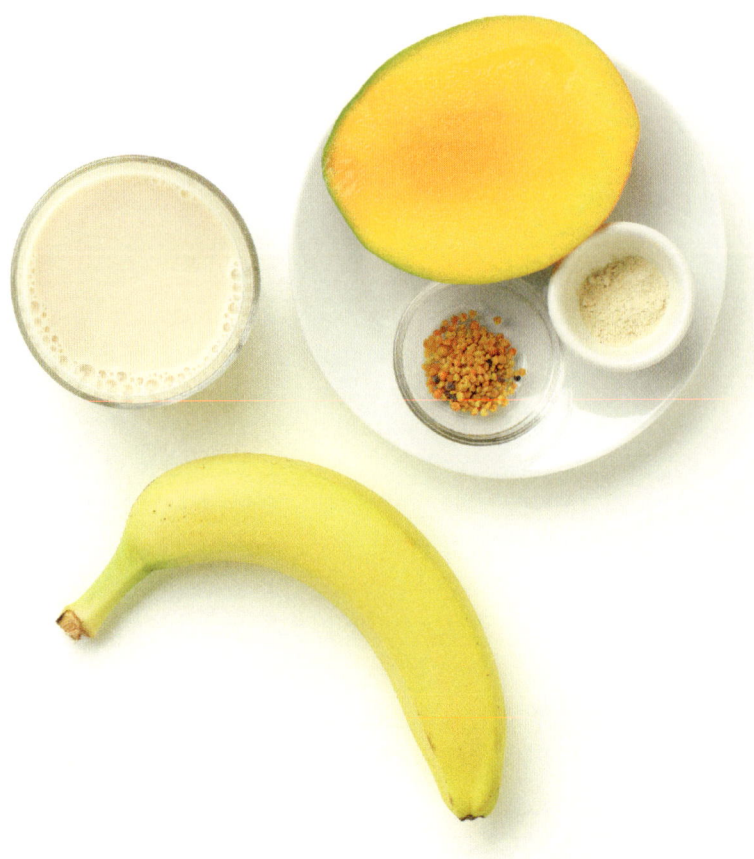

ZUTATEN

250 ml Haselnussdrink • 1 Banane, geschält und gewürfelt

½ Mango, geschält und gewürfelt • 1 TL Maca-Pulver

1 TL Bienenpollen

Die Maca-Knolle aus Südamerika besitzt einen beachtlichen Gehalt an Vitamin B, C und E. Bei uns ist sie in Pulverform erhältlich.

V *Vitaminreich*   **SK** *Stärkt die Knochen*   **SE** *Spendet Energie*

Nussdrink, Banane, Mango, Maca-Pulver und Pollen in den Mixer füllen und cremig pürieren.

ROTE POWER

Für 1 Person – Zubereitung: 5 Minuten

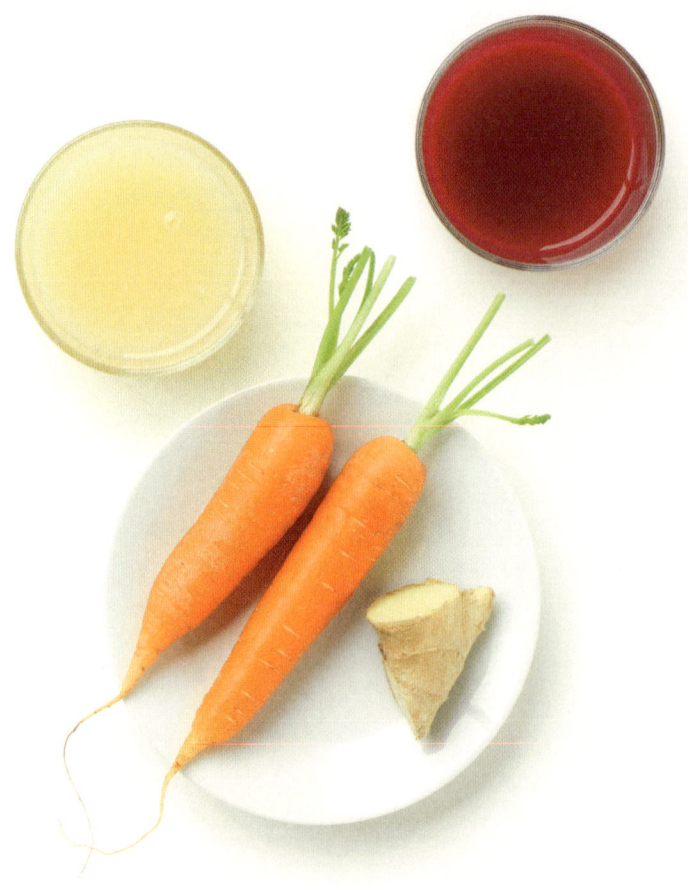

ZUTATEN

80 ml naturtrüber Apfelsaft • 80 ml Rote-Bete-Saft

2 Möhren, geschält und gewürfelt

1 Stück Ingwer (2,5 cm), geschält

Rote Bete sind reich an Eisen und Folsäure. Zudem erhöht die dunkelrote Knolle die sportliche Leistungsfähigkeit.

M *Mineralstoffreich* **V** *Vitaminreich* **FD** *Fördert die Durchblutung*

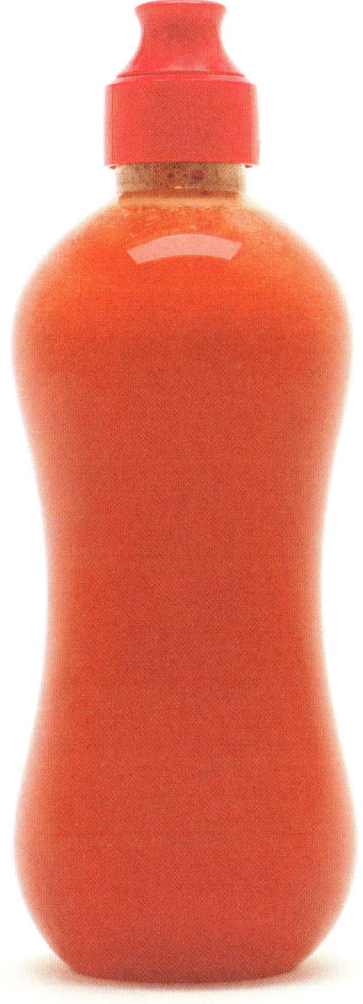

Apfelsaft, Rote-Bete-Saft, Möhren und Ingwer mit 150 ml Wasser in den Mixer füllen und glatt pürieren.

CHIA – GRÜNTEE

Für 2–3 Personen – Zubereitung: 15 Minuten

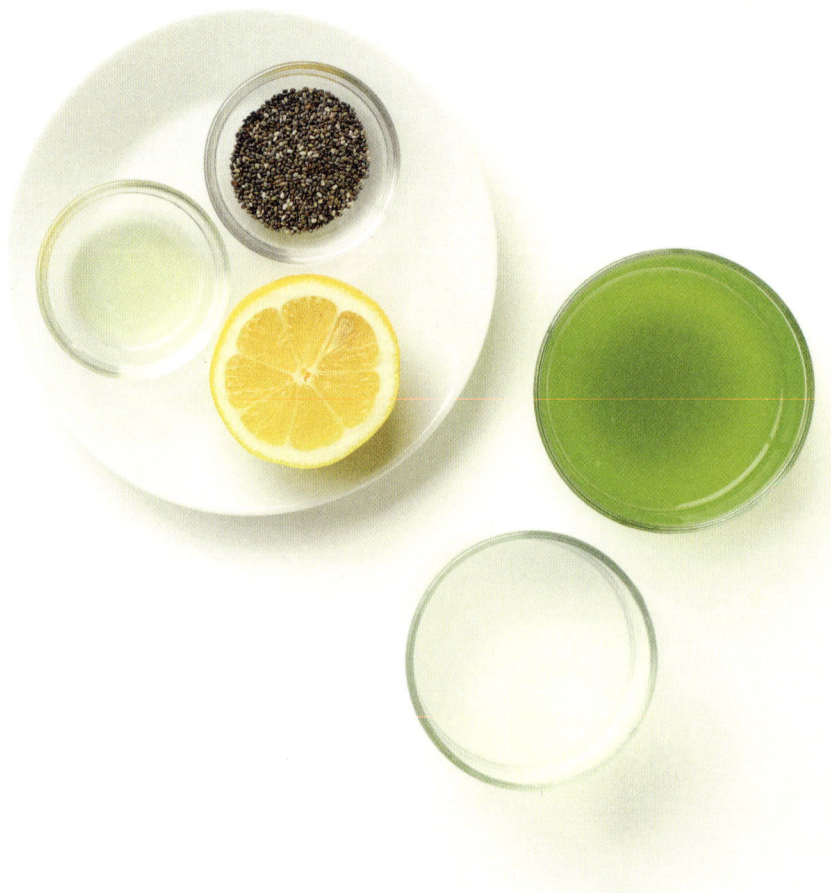

ZUTATEN

250 ml grüner Tee, gekühlt • 230 ml Kokoswasser

Saft von 1 Zitrone • 1 EL Chiasamen

Die aus Südamerika stammenden Chiasamen enthalten wertvolle ungesättigte Fette, vor allem Omega-3-Fettsäuren.

 *EH Entzündungshemmend* **V** *Vitaminreich* **HY** *Hydrierend*

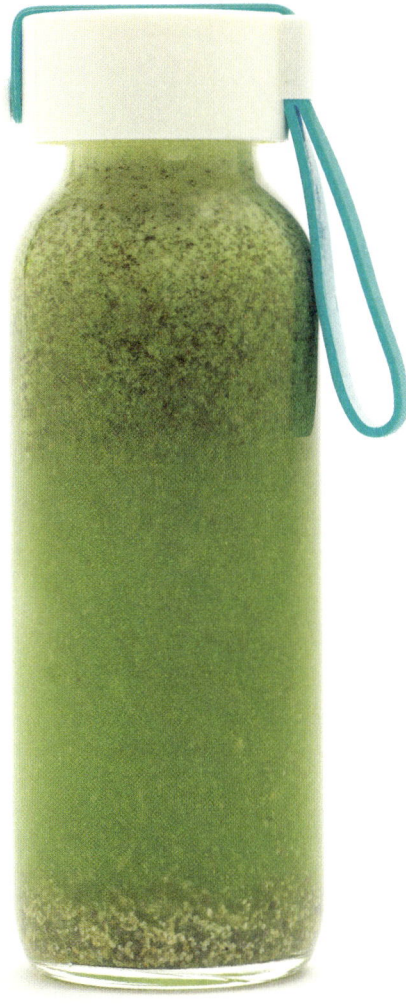

Tee, Kokoswasser, Zitronensaft und Chiasamen mit 230 ml Wasser in einem Krug verrühren und 10 Minuten quellen lassen.

NUSSGENUSS

Für 1 Person – Zubereitung: 5 Minuten

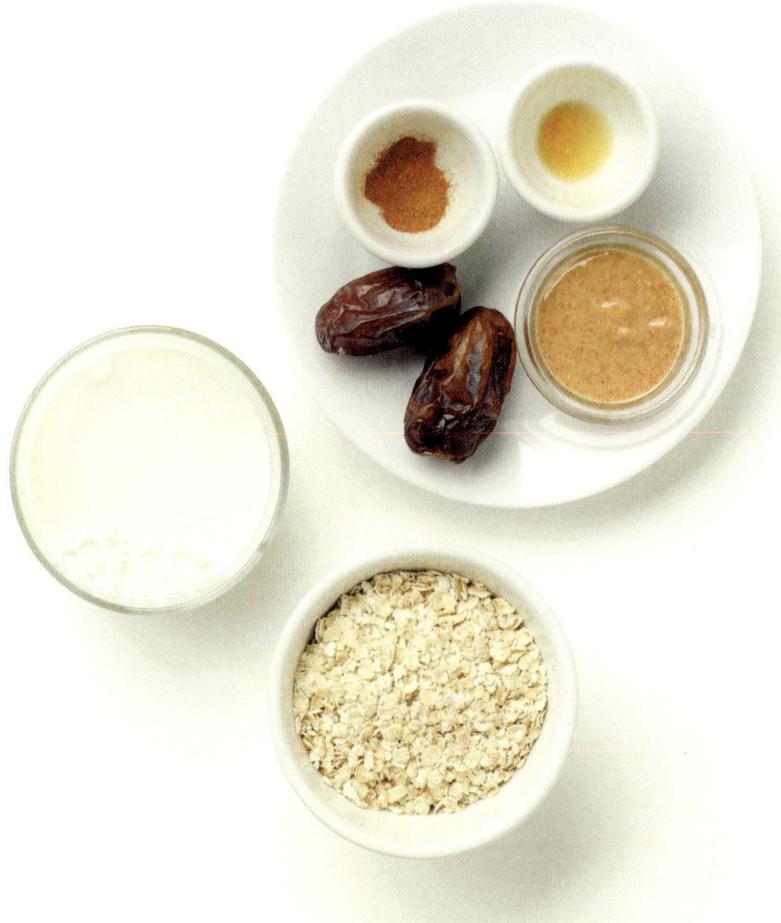

ZUTATEN

230 ml Mandeldrink • 60 g Haferflocken

1 EL feines Erdnussmus • 2 Medjool-Datteln, entsteint

1 Prise gemahlener Zimt • ½ TL Vanilleextrakt oder Mark von ½ Vanilleschote

Erdnussmus liefert neben wertvollen Proteinen auch Kalium, einen wichtigen Mineralstoff für die Herzgesundheit.

P *Proteinreich* **FV** *Fördert die Verdauung* **K** *Kräftigend*

Mandeldrink, Haferflocken, Erdnussmus, Datteln, Zimt und Vanille in den Mixer füllen und cremig pürieren.

NACH DEM SPORT

Sie haben gerade eine lange Trainingseinheit absolviert – vielleicht sogar einen Wettkampf? Dann brauchen Sie jetzt einen Smoothie, der Ihre leeren Speicher wieder auffüllt. Die Drinks auf den folgenden Seiten tun Ihnen richtig gut, lindern Muskelschmerzen, Steifheit und Erschöpfung. So sind Sie schnell wieder topfit.

Cool Down • Brokkoli – Banane
Chia-Cooler • Hanfgold • Cremige Kirsche
Trauben-Turbo • Nussknacker
Rosa Basilikum • Grüner Pfirsich • Man…Go!
Kiwi – Grüntee • Kefir-Kick • Sanfte Mandel
Himbeer-Belohnung • Schokobanane
Goldwasser • Durstlöscher • Bienenkraft

COOL DOWN

Für 1 Person – Zubereitung: 5 Minuten

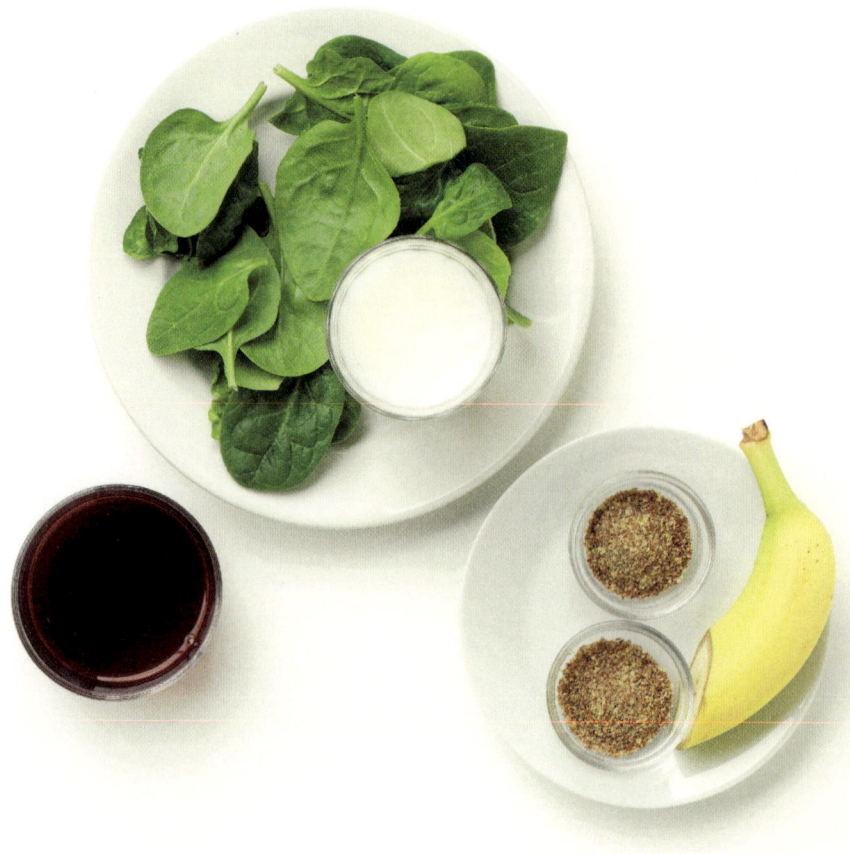

ZUTATEN

1 Handvoll junger Blattspinat • 230 ml Reisdrink (am besten aus Vollkornreis)
120 ml Granatapfelsaft • 2 EL geschroteter Leinsamen
½ Banane, geschält und gewürfelt

Der mineralstoffreiche Granatapfelsaft trägt zur Stabilisierung des Blutzuckerspiegels bei.

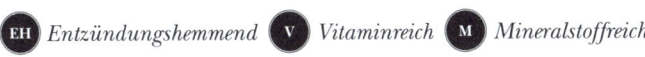 *Entzündungshemmend* **V** *Vitaminreich* **M** *Mineralstoffreich*

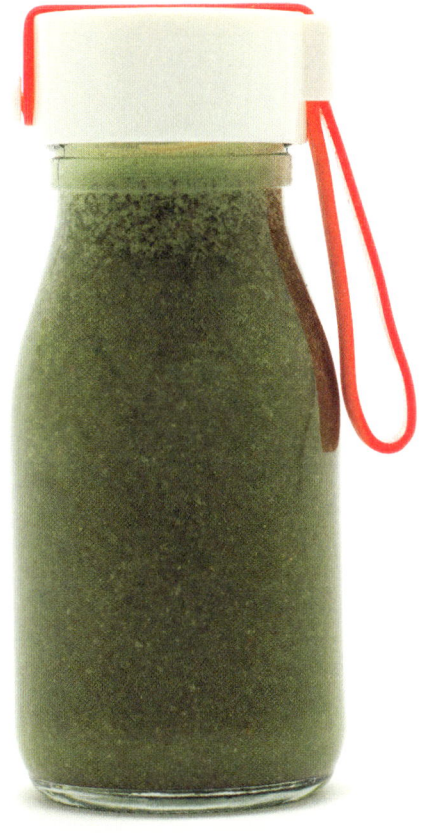

Spinat, Reisdrink, Granatapfelsaft, Leinsamen und Banane in den Mixer füllen und cremig pürieren.

BROKKOLI – BANANE

Für 1 Person – Zubereitung: 5 Minuten

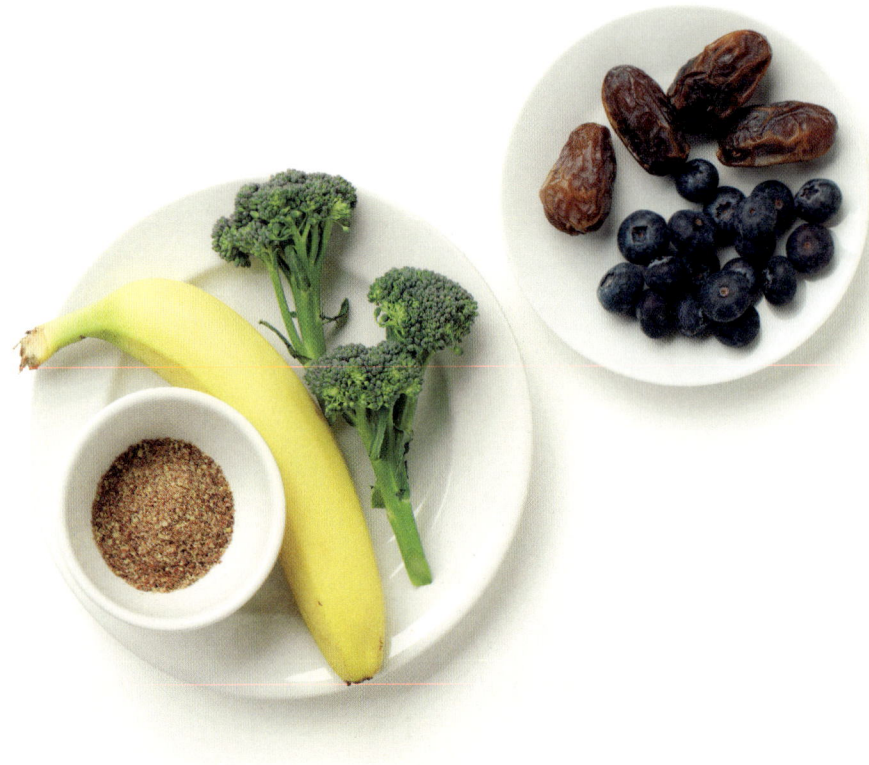

ZUTATEN

1 Banane, geschält und gewürfelt • 100 g Brokkoliröschen

80 g Heidelbeeren • 4 Medjool-Datteln, entsteint

2 EL geschroteter Leinsamen

Brokkoli ist reich an Kalzium und Vitamin K. Beide sind wichtig für gesunde und starke Knochen.

SI *Stärkt das Immunsystem* **G** *Regt die Gehirntätigkeit an* **FV** *Fördert die Verdauung*

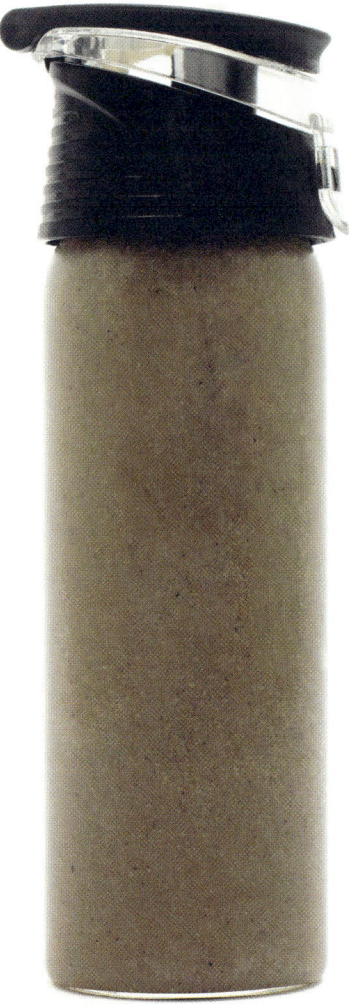

Banane, Brokkoli, Beeren, Datteln und Leinsamen mit 250 ml Wasser in den Mixer füllen und cremig pürieren.

CHIA-COOLER

Für 1 Person – Zubereitung: 5 Minuten

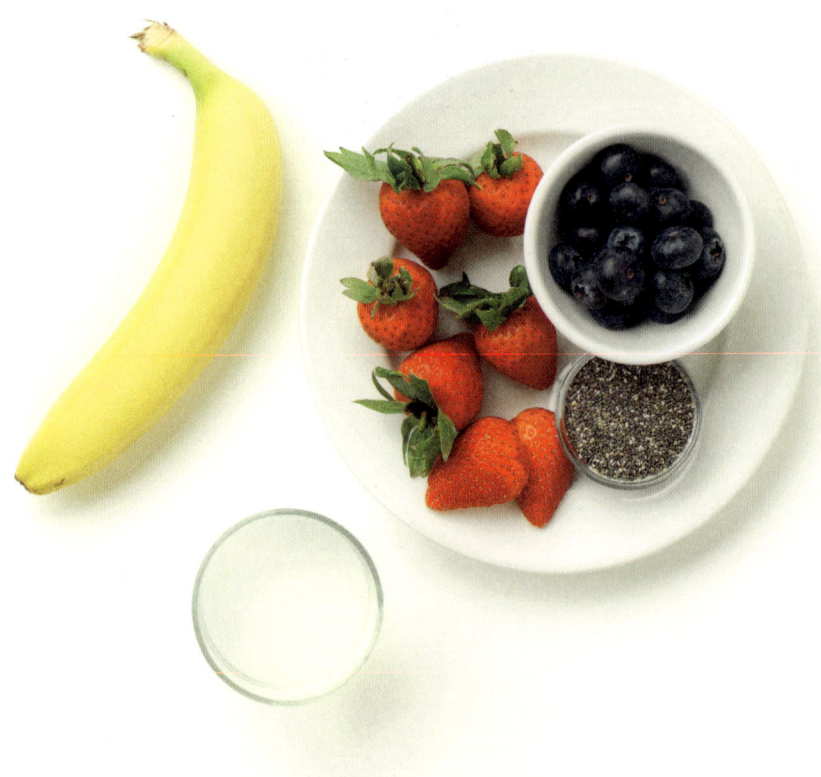

ZUTATEN

230 ml Kokoswasser • 1 Banane, geschält und gewürfelt

80 g Erdbeeren, entkelcht • 60 g Heidelbeeren • 2 EL Chiasamen

Chiasamen stecken voller Ballaststoffe, Proteine und Omega-3-Fettsäuren. Darüber hinaus enthalten sie noch andere Mikronährstoffe.

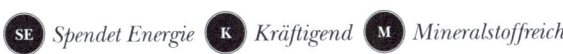

SE *Spendet Energie*   **K** *Kräftigend*   **M** *Mineralstoffreich*

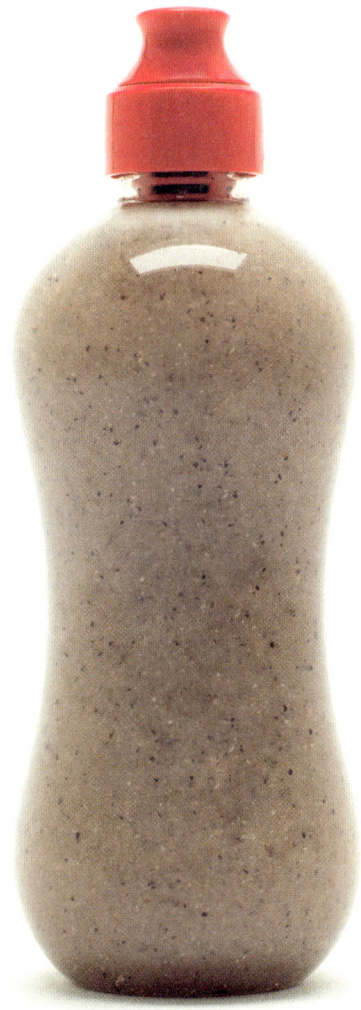

Kokoswasser, Banane, Beeren und Chiasamen mit 120 ml Wasser in den Mixer füllen und cremig pürieren.

HANFGOLD

Für 1 Person – Zubereitung: 5 Minuten

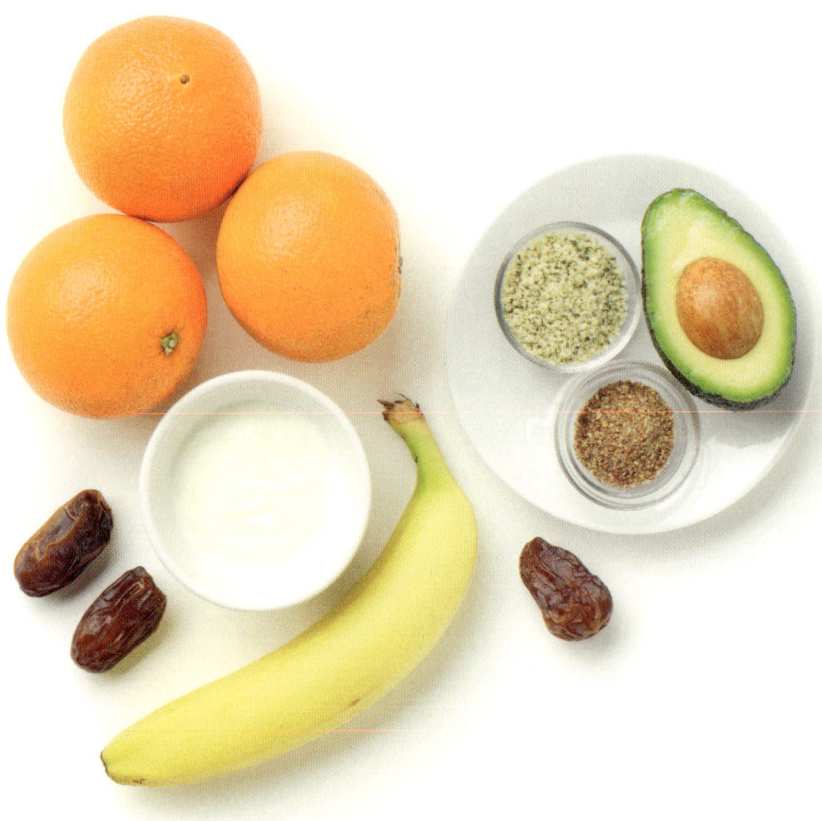

ZUTATEN

Saft von 3 Orangen • 1 Banane, geschält und gewürfelt

3 Medjool-Datteln, entsteint • ½ Avocado, entsteint und geschält

60 g Joghurt • 2 EL geschälte Hanfsamen • 1 EL geschroteter Leinsamen

Hanfsamen, Leinsamen und Avocado enthalten wertvolle Fettsäuren, die eine gesunde Gehirnfunktion gewährleisten.

GH *Gut für die Haut*   **P** *Proteinreich*   **V** *Vitaminreich*

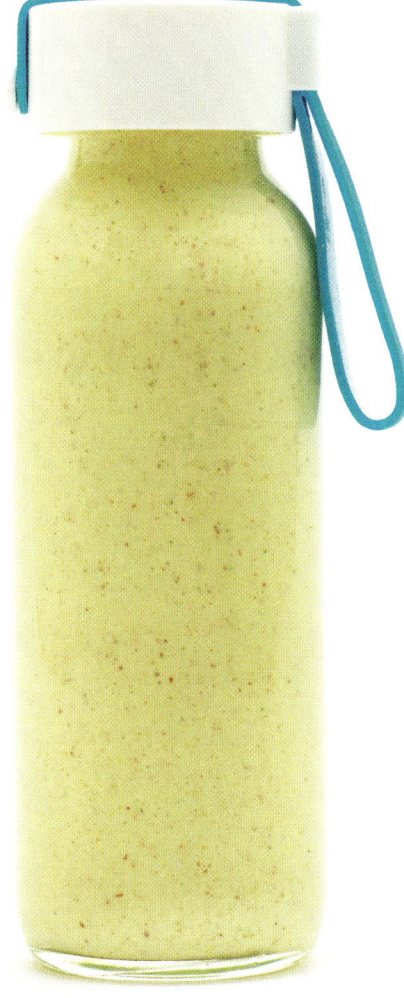

Orangensaft, Früchte, Avocado, Joghurt, Hanf- und Leinsamen im Mixer cremig pürieren. Nach Belieben noch mit etwas Wasser verdünnen.

CREMIGE KIRSCHE

Für 1 Person – Zubereitung: 5 Minuten

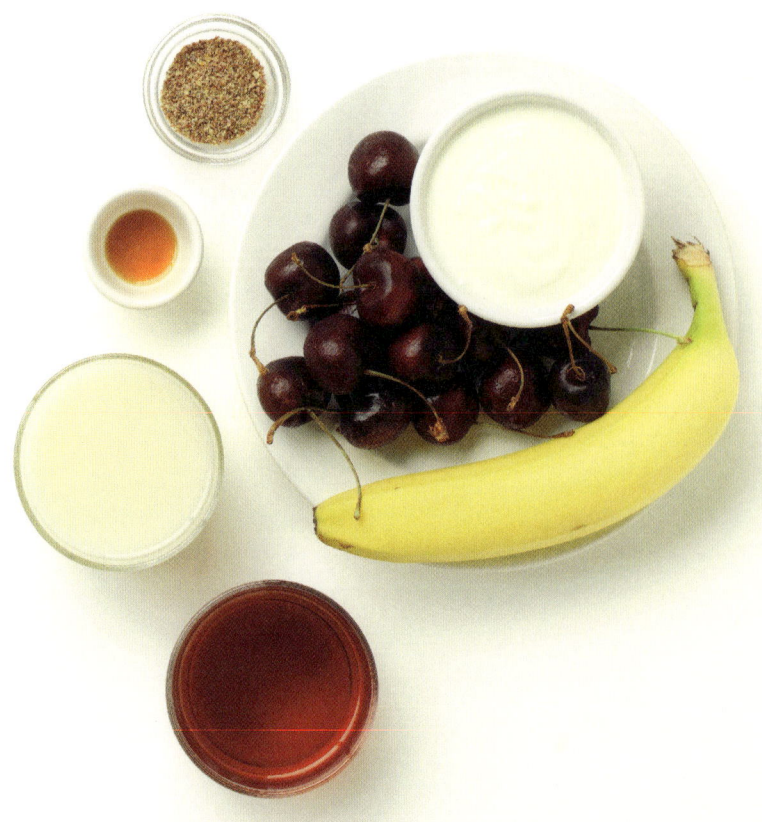

ZUTATEN

60 ml Kirschsaft • 230 ml Haferdrink

1 TL Vanilleextrakt oder Mark von ½ Vanilleschote

1 EL geschroteter Leinsamen • 100 g entsteinte Kirschen (frisch oder TK)

1 Banane, geschält und gewürfelt • 100 g Joghurt

Kirschen und Kirschsaft liefern eine große Portion entzündungshemmender Antioxidantien.

V *Vitaminreich* **FV** *Fördert die Verdauung* **M** *Mineralstoffreich*

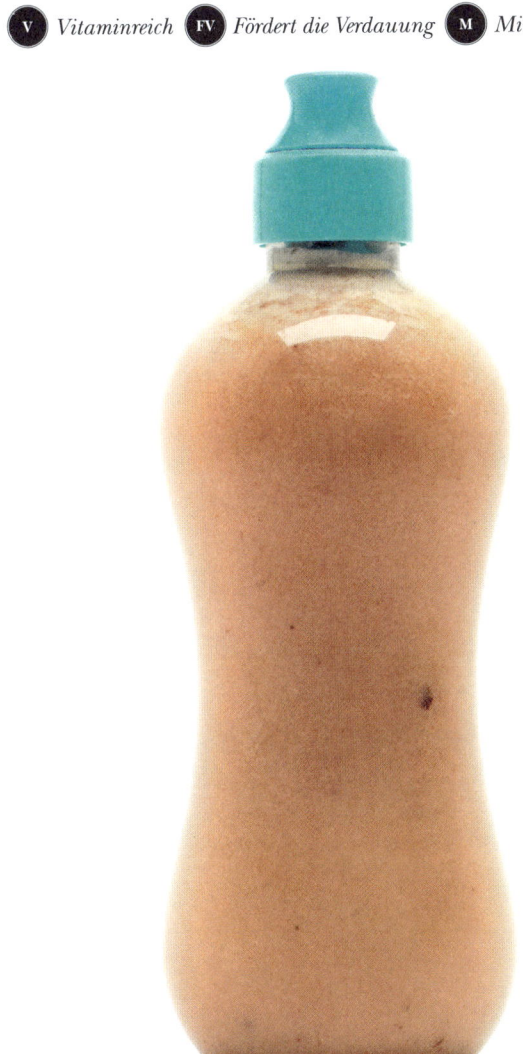

Kirschsaft, Haferdrink, Vanille, Leinsamen, Kirschen, Banane und Joghurt in den Mixer füllen und cremig pürieren.

TRAUBEN-TURBO

Für 1 Person – Zubereitung: 5 Minuten

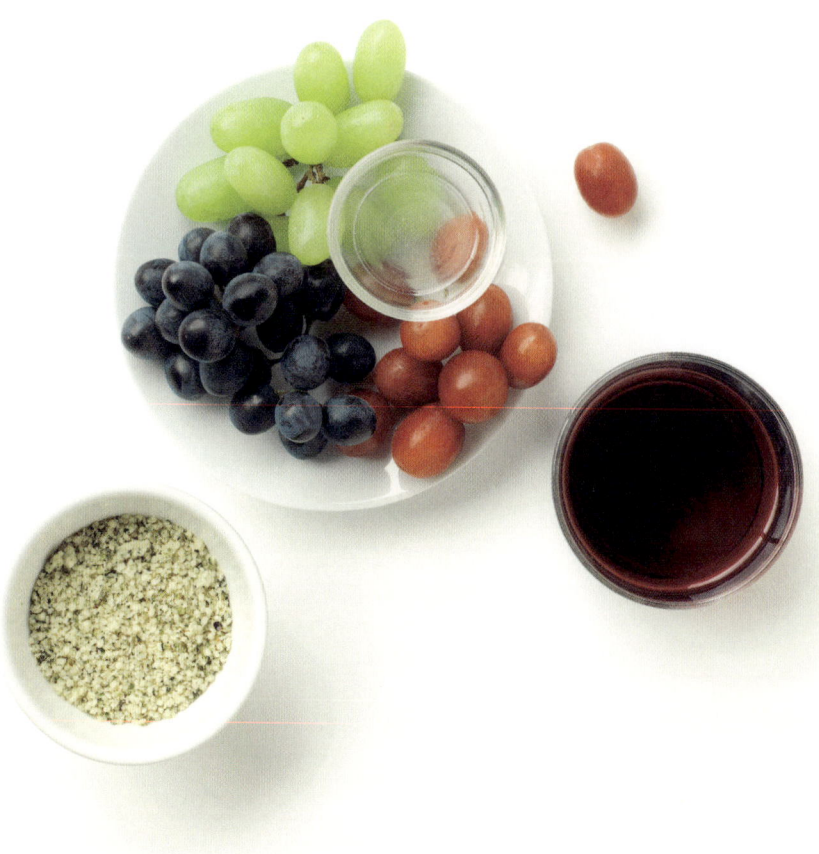

ZUTATEN

230 ml Traubensaft • 80 g rote Weintrauben

80 g blaue Weintrauben • 80 g grüne Weintrauben • Saft von ¼ Zitrone

3 EL geschälte Hanfsamen

Egal in welcher Farbe – Weintrauben sind reich an Vitamin A, C, B6 und Folsäure.

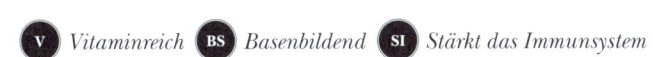

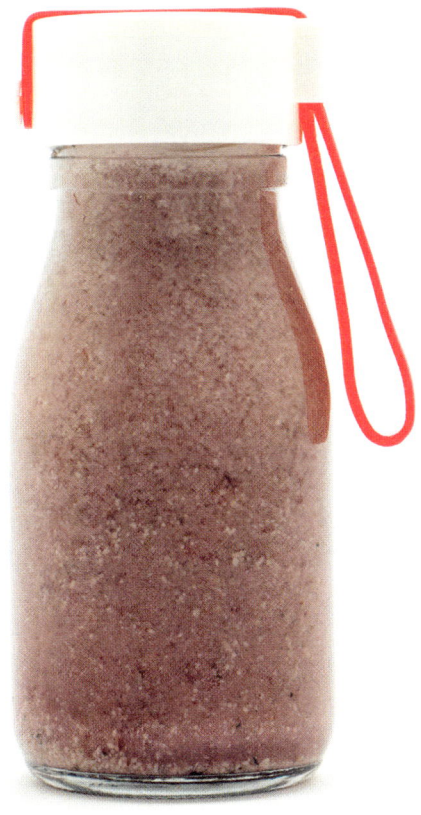

Traubensaft, Weintrauben, Zitronensaft und Hanfsamen in den Mixer füllen und cremig pürieren.

NUSSKNACKER

Für 1 Person – Zubereitung: 5 Minuten

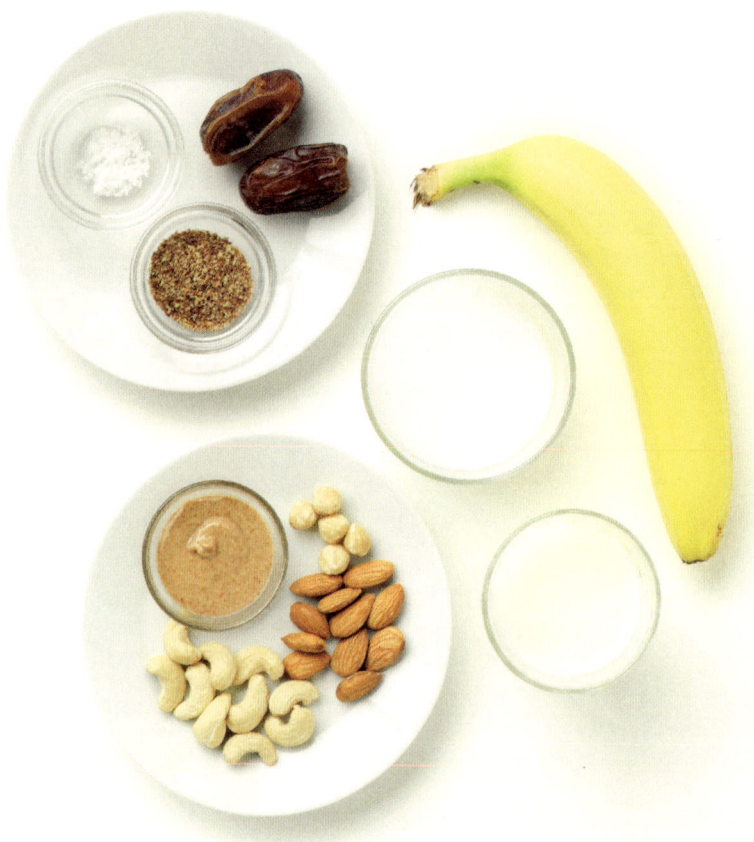

ZUTATEN

230 ml Mandeldrink • 120 ml Kokoswasser

1 Banane, geschält und gewürfelt • 2 Medjool-Datteln, entsteint

1 EL geschroteter Leinsamen • 1 Prise Meersalz

10 Mandeln • 10 Cashewkerne • 5 Haselnusskerne

1 EL feines Erdnussmus

Nüsse liefern neben gesunden Fettsäuren auch Ballaststoffe, Proteine, Magnesium und Vitamin E.

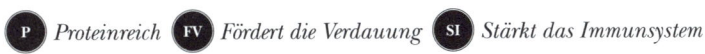

P *Proteinreich*　**FV** *Fördert die Verdauung*　**SI** *Stärkt das Immunsystem*

Mandeldrink, Kokoswasser, Banane, Datteln, Leinsamen, Salz, Nüsse und Erdnussmus in den Mixer füllen und cremig pürieren.

ROSA BASILIKUM

Für 1 Person – Zubereitung: 5 Minuten

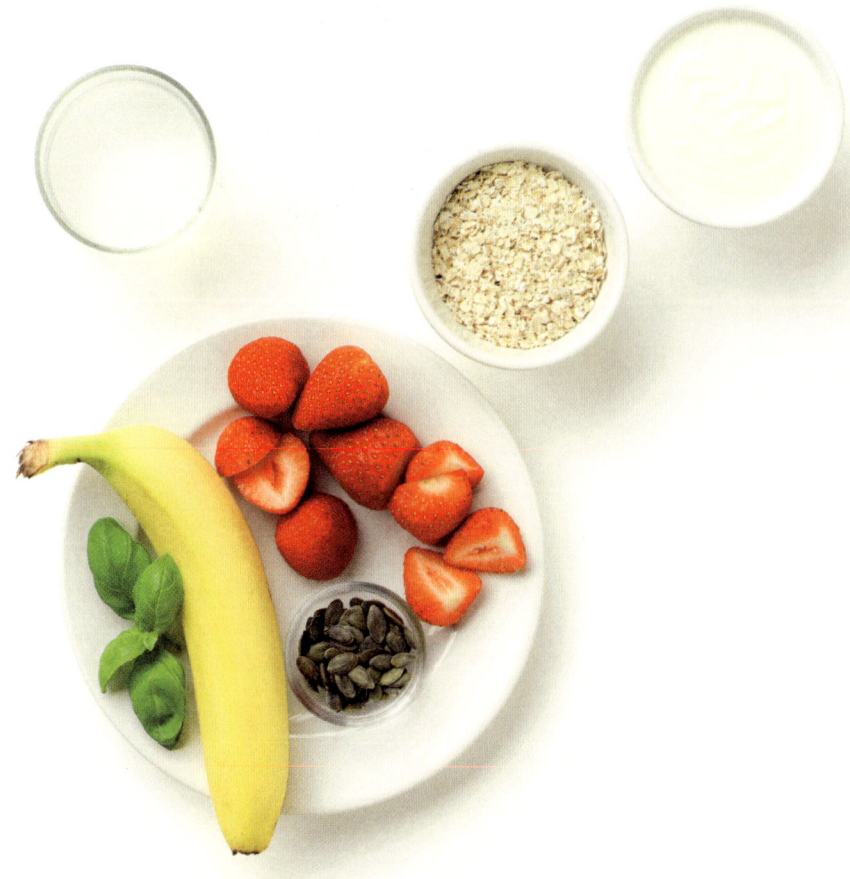

ZUTATEN

230 ml Kokoswasser • 120 g Joghurt • 60 g Haferflocken

150 g Erdbeeren, entkelcht und halbiert

1 Banane, geschält und gewürfelt • 1 EL Kürbiskerne

4 Basilikumblätter

Basilikum besitzt antibakterielle Eigenschaften und unterstützt das
Immunsystem des Körpers.

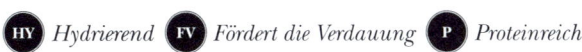 **HY** *Hydrierend* **FV** *Fördert die Verdauung* **P** *Proteinreich*

Kokoswasser, Joghurt, Haferflocken, Erdbeeren, Banane, Kürbiskerne und
Basilikum in den Mixer füllen und cremig pürieren.

GRÜNER PFIRSICH

Für 1 Person – Zubereitung: 5 Minuten

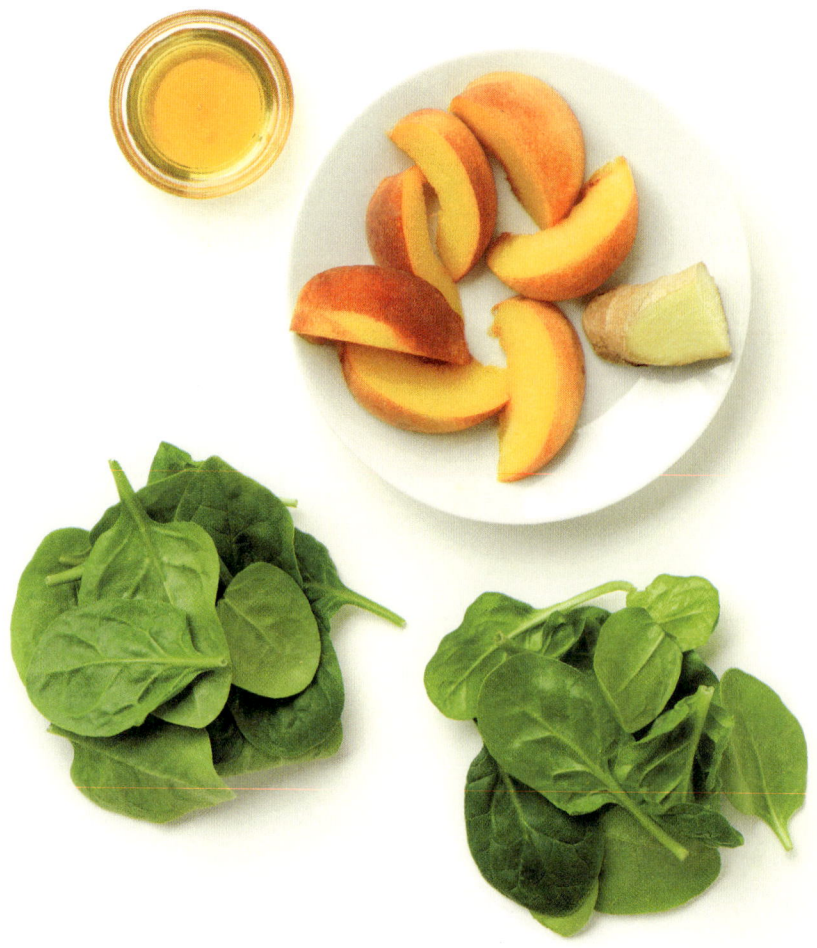

ZUTATEN

2 Handvoll junger Blattspinat

160 g Pfirsichstücke (frisch oder TK) • 1 Stück Ingwer (2,5 cm), geschält

2 TL Honig (am besten Bio)

Pfirsiche sind lecker und tun mit viel Thiamin, Riboflavin und Vitamin B6 Zellen und Nerven gut.

SK *Stärkt die Knochen*   **FD** *Fördert die Durchblutung*   **SI** *Stärkt das Immunsystem*

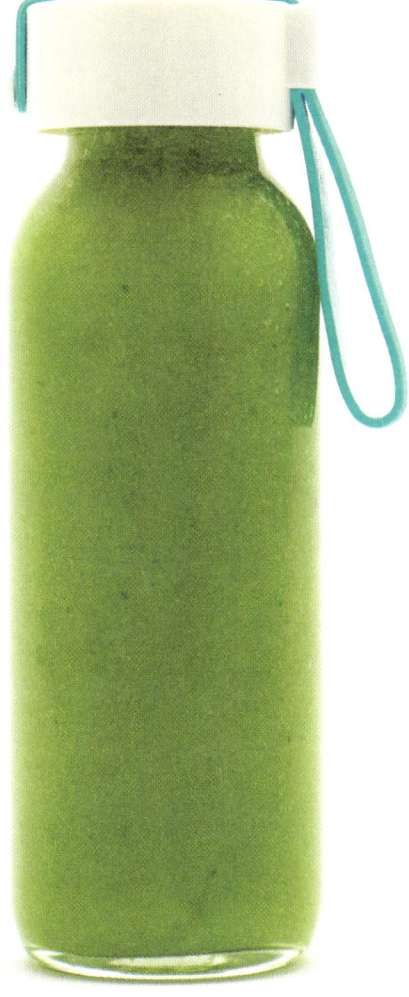

Spinat, Pfirsiche, Ingwer und Honig mit 250 ml Wasser in den Mixer füllen und cremig pürieren.

MAN...GO!

Für 1 Person – Zubereitung: 5 Minuten

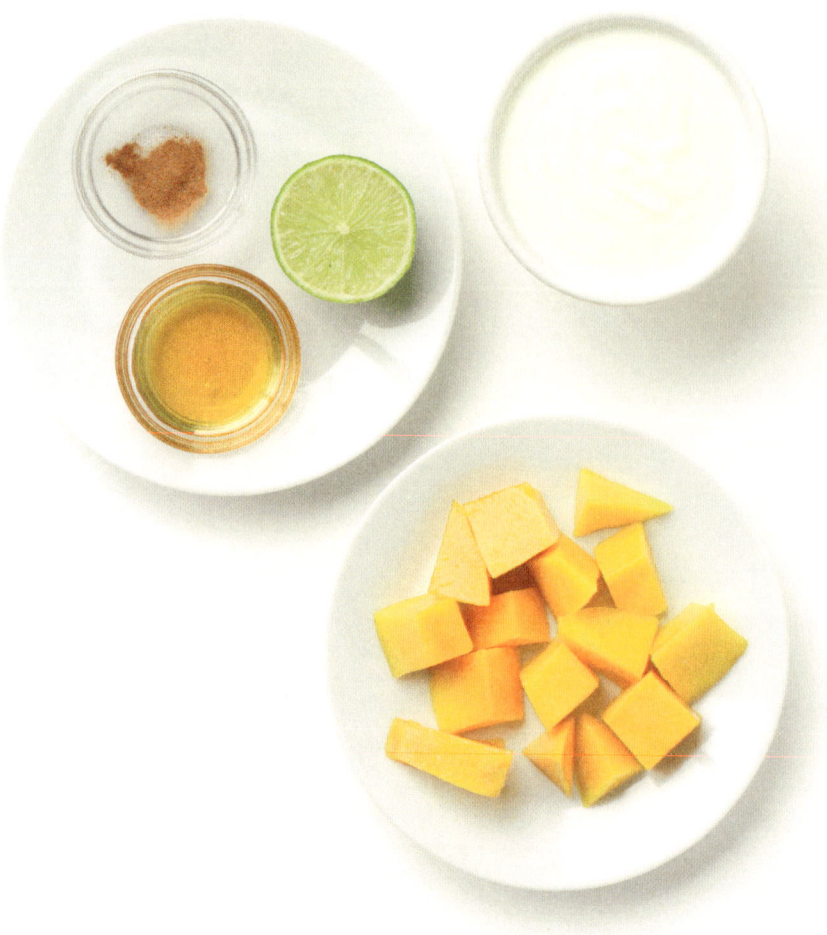

ZUTATEN

200 g Mangofruchtfleisch, gewürfelt • 100 g Joghurt

½ TL gemahlener Zimt • 1 EL Honig (am besten Bio) • Saft von ½ Limette

Mangos enthalten reichlich Quercetin. Dieses Flavonoid entfaltet eine entzündungshemmende Wirkung im Körper.

V *Vitaminreich* **FV** *Fördert die Verdauung* **M** *Mineralstoffreich*

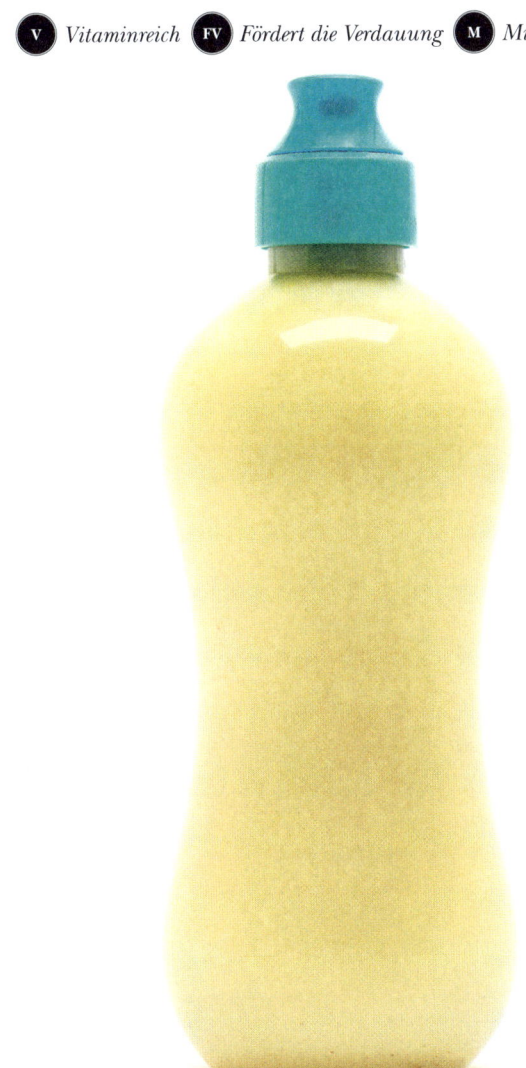

Mango, Joghurt, Zimt, Honig und Limettensaft mit 250 ml Wasser in den Mixer füllen und cremig pürieren.

KIWI – GRÜNTEE

Für 1 Person – Zubereitung: 5 Minuten

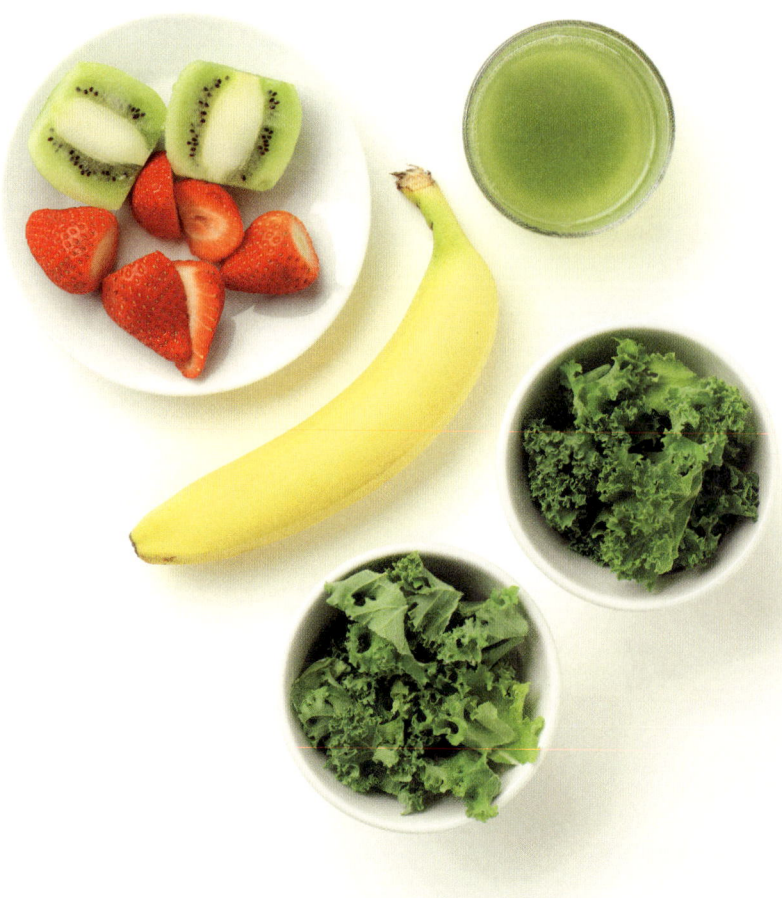

ZUTATEN

250 ml grüner Tee, gekühlt • 2 Handvoll Grünkohl, gehackt

1 Banane, geschält und gewürfelt • 1 Kiwi, geschält und halbiert

6 Erdbeeren, entkelcht und halbiert

Kiwis liefern jede Menge Vitamin C, K, E und Folsäure. Zusätzlich versorgen sie den Körper noch mit Kalium.

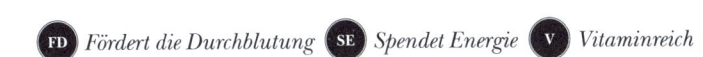 **FD** *Fördert die Durchblutung* **SE** *Spendet Energie* **V** *Vitaminreich*

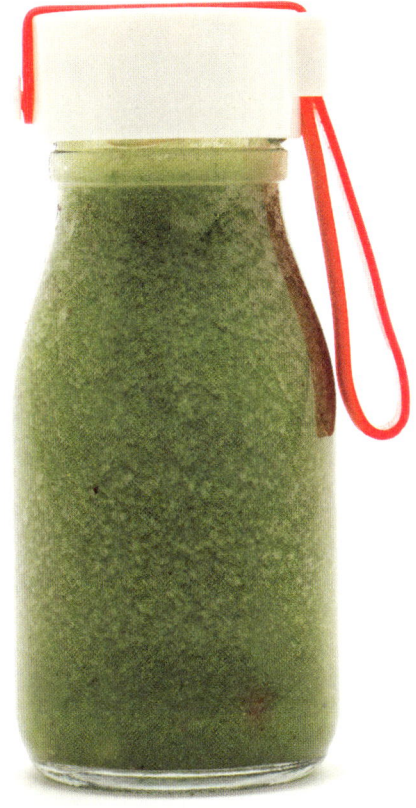

Tee, Grünkohl, Banane, Kiwi und Erdbeeren in den Mixer füllen und cremig pürieren.

KEFIR-KICK

Für 1 Person – Zubereitung: 5 Minuten

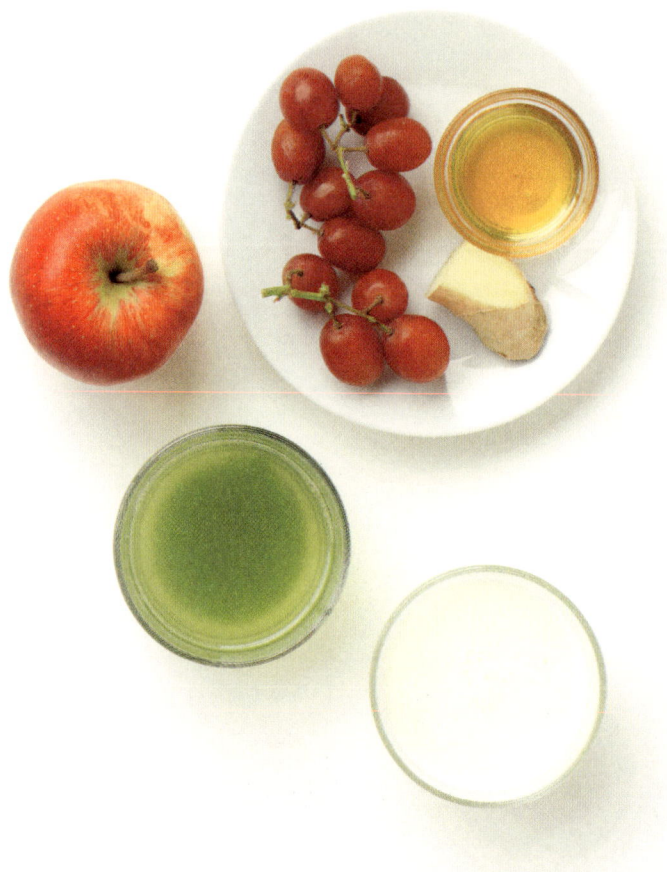

ZUTATEN

150 ml grüner Tee, gekühlt • 120 ml Kefir

1 Apfel, entkernt und gewürfelt • 80 g rote Weintrauben

1 Stück Ingwer (2,5 cm), geschält • 1 EL Honig (am besten Bio)

Kefir ist sehr nährstoffreich. Mit seinen probiotischen Mikroorganismen unterstützt er die Verdauung und sorgt für eine gesunde Darmflora.

FV *Fördert die Verdauung* **SI** *Stärkt das Immunsystem* **V** *Vitaminreich*

Tee, Kefir, Apfel, Trauben, Ingwer und Honig mit 100 ml Wasser in den Mixer füllen und cremig pürieren.

SANFTE MANDEL

Für 1 Person – Zubereitung: 5 Minuten

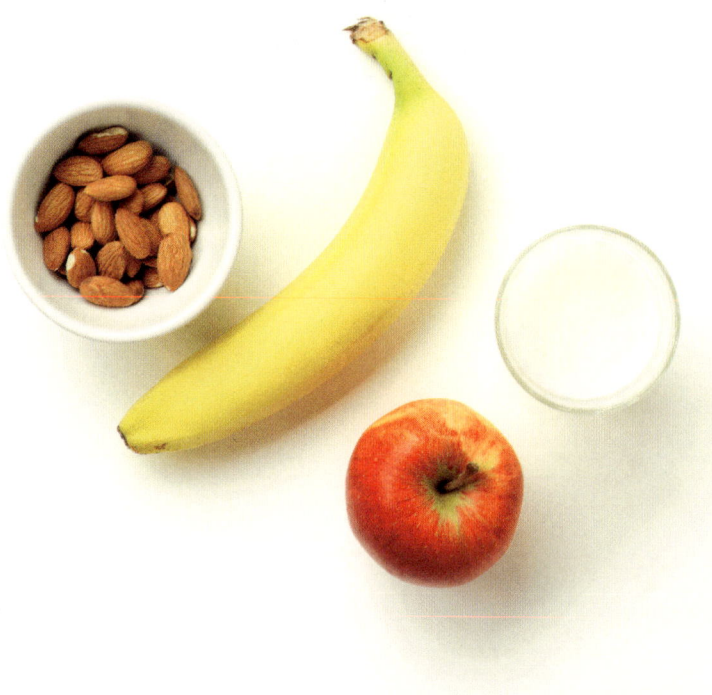

ZUTATEN

250 ml Mandeldrink • 1 Apfel, entkernt und gewürfelt

1 Banane, geschält und gewürfelt • 2 EL Mandeln

Mandeln stärken das Herz. Die daraus hergestellte Pflanzenmilch versorgt den
Körper mit Kalzium und vielen Proteinen.

P *Proteinreich*   **V** *Vitaminreich*   **M** *Mineralstoffreich*

Mandeldrink, Apfel, Banane und Mandeln in den Mixer füllen und
cremig pürieren.

HIMBEER-BELOHNUNG

Für 1 Person – Zubereitung: 5 Minuten

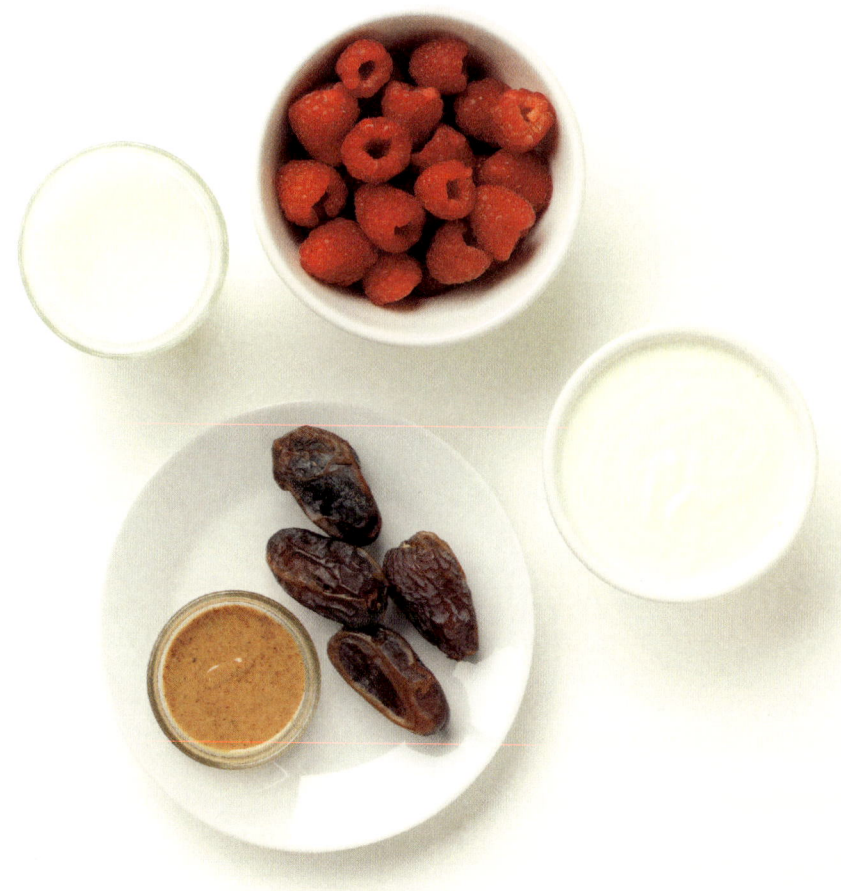

ZUTATEN

200 g Himbeeren • 230 ml Mandeldrink • 120 g Joghurt

4 Medjool-Datteln, entsteint • 1 EL feines Bio-Mandelmus

Himbeeren enthalten kaum Kalorien und Fett, punkten aber
mit vielen Ballaststoffen und Antioxidantien.

SI *Stärkt das Immunsystem* **FV** *Fördert die Verdauung* **SE** *Spendet Energie*

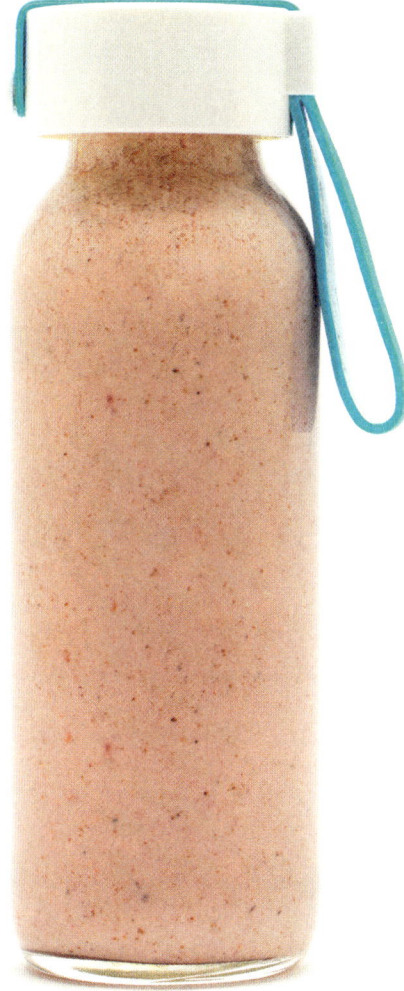

Himbeeren, Mandeldrink, Joghurt, Datteln und Mandelmus in den Mixer
füllen und cremig pürieren.

SCHOKOBANANE

Für 1 Person – Zubereitung: 5 Minuten

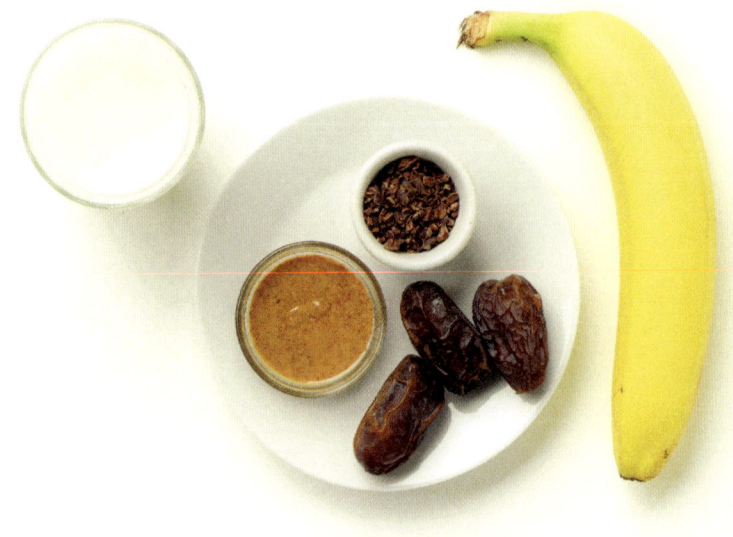

ZUTATEN

230 ml Mandeldrink • 1 EL feines Bio-Mandelmus

3 Medjool-Datteln, entsteint • 1 EL Kakaonibs

1 Banane, geschält und gewürfelt

Kakao besitzt eine Fülle wertvoller Inhaltsstoffe, unter anderem viel Eisen. Kein anderes pflanzliches Lebensmittel enthält mehr von diesem Spurenelement.

FD *Fördert die Durchblutung* **P** *Proteinreich* **G** *Gut für die Haut*

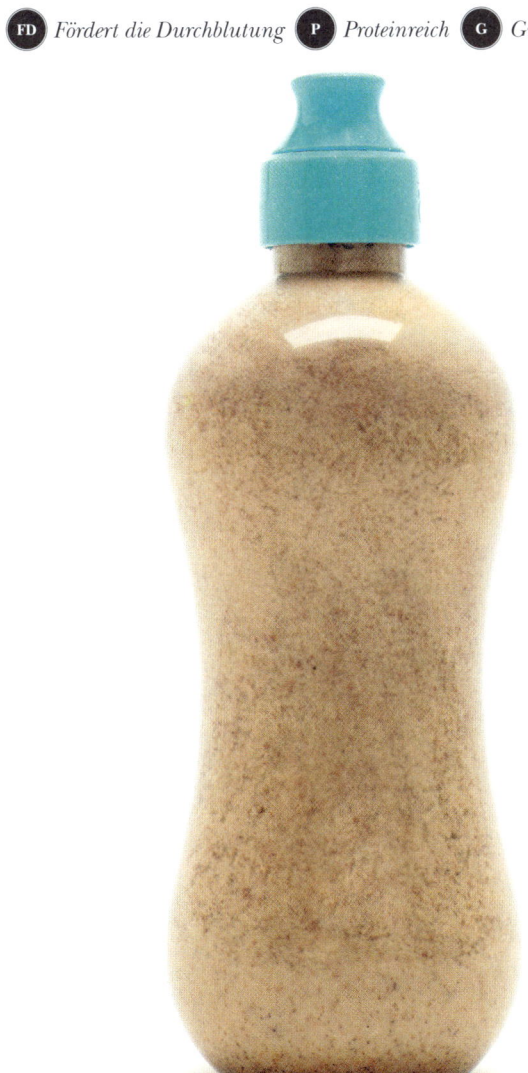

Mandeldrink, Mandelmus, Datteln, Kakaonibs und Banane in den Mixer füllen und cremig pürieren.

GOLDWASSER

Für 1 Person – Zubereitung: 5 Minuten

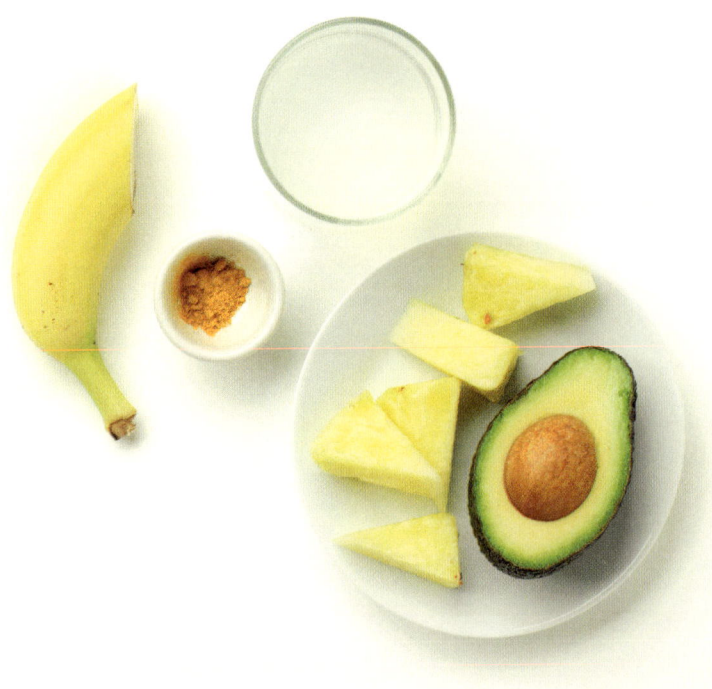

ZUTATEN

240 ml Kokoswasser • ½ Banane, geschält und gewürfelt

160 g Ananasfruchtfleisch, gewürfelt • ½ Avocado, entsteint und geschält

½ TL gemahlene Kurkuma

Kurkuma – auch Gelbwurz genannt – enthält den natürlichen Farbstoff Kurkumin und wirkt entzündungshemmend.

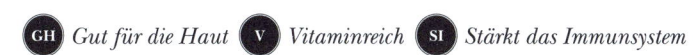 *Gut für die Haut* **V** *Vitaminreich* **SI** *Stärkt das Immunsystem*

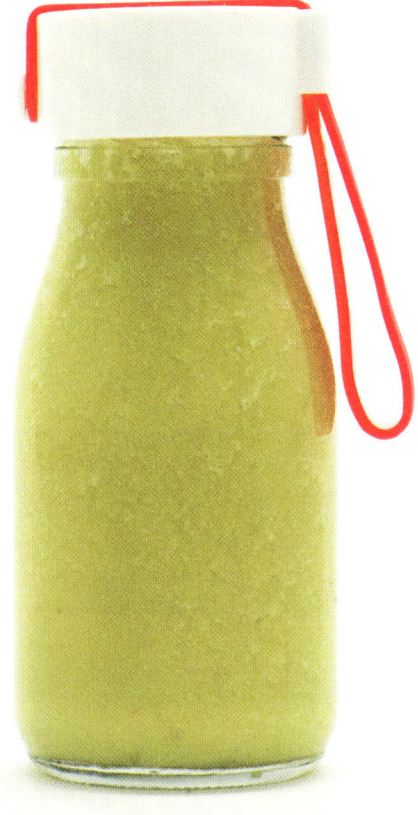

Kokoswasser, Banane, Ananas, Avocado und Kurkuma in den Mixer füllen und cremig pürieren.

DURSTLÖSCHER

Für 1 Person – Zubereitung: 5 Minuten

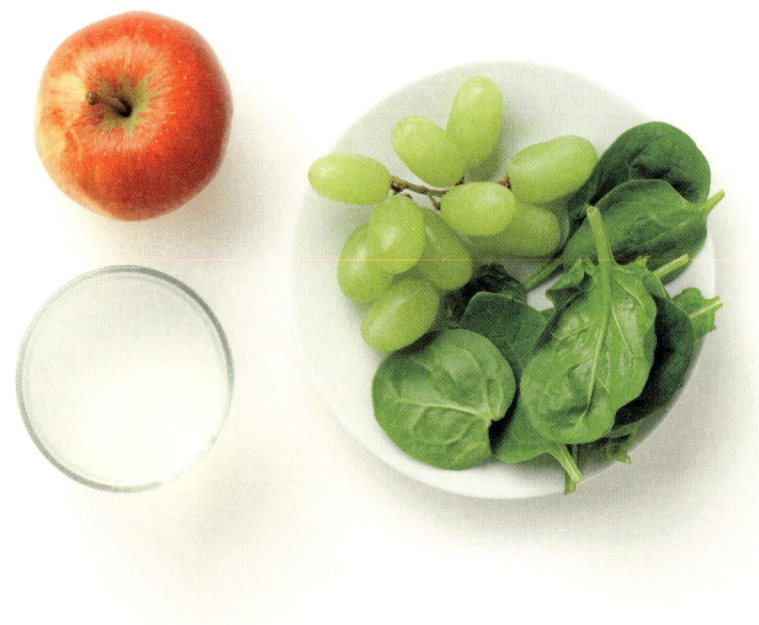

ZUTATEN

230 ml Kokoswasser • 1 Apfel, entkernt und gewürfelt

10 grüne Weintrauben (frisch oder TK)

1 Handvoll junger Blattspinat

Kokoswasser ist reich an Kalium. Dieser Mineralstoff trägt zur Regulierung des Natriumhaushalts im Körper bei.

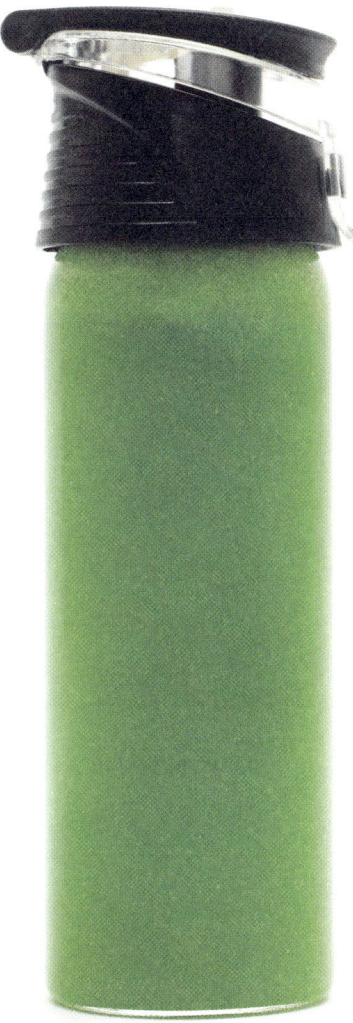

Kokoswasser, Apfel, Trauben und Spinat in den Mixer füllen und cremig pürieren.

BIENENKRAFT

Für 1 Person – Zubereitung: 5 Minuten

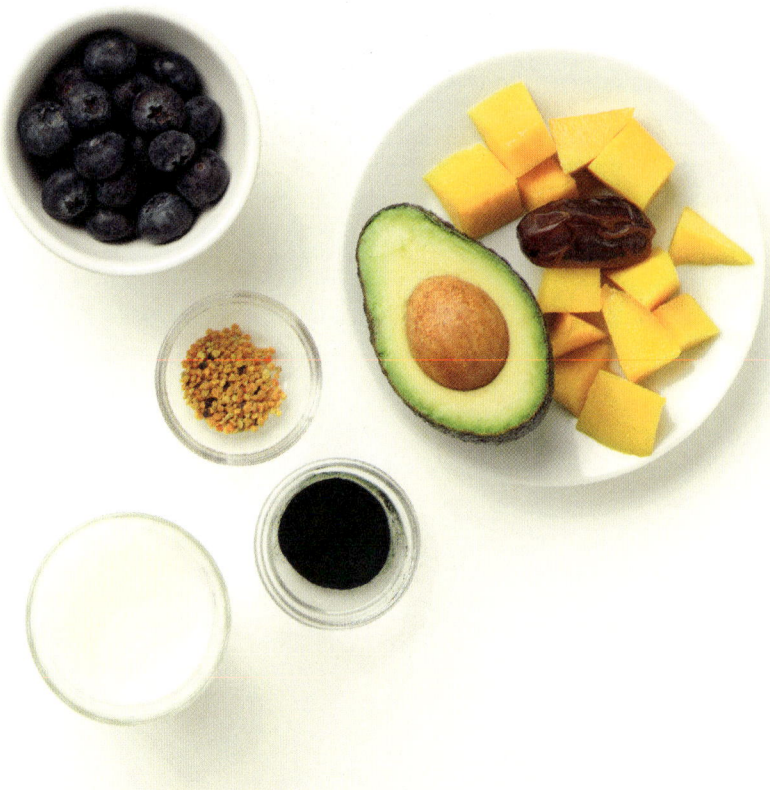

ZUTATEN

250 ml Mandeldrink • 1 TL Spirulina-Pulver

1 TL Bienenpollen • 200 g Heidelbeeren

100 g Mangofruchtfleisch, gewürfelt • 1 Medjool-Dattel, entsteint

½ Avocado, entsteint und geschält

Bienenpollen sind ein echter Jungbrunnen. Sie enthalten 40 Prozent Proteine sowie Vitamine und Mineralstoffe, die das Immunsystem stärken.

GH *Gut für die Haut* **P** *Proteinreich* **V** *Vitaminreich*

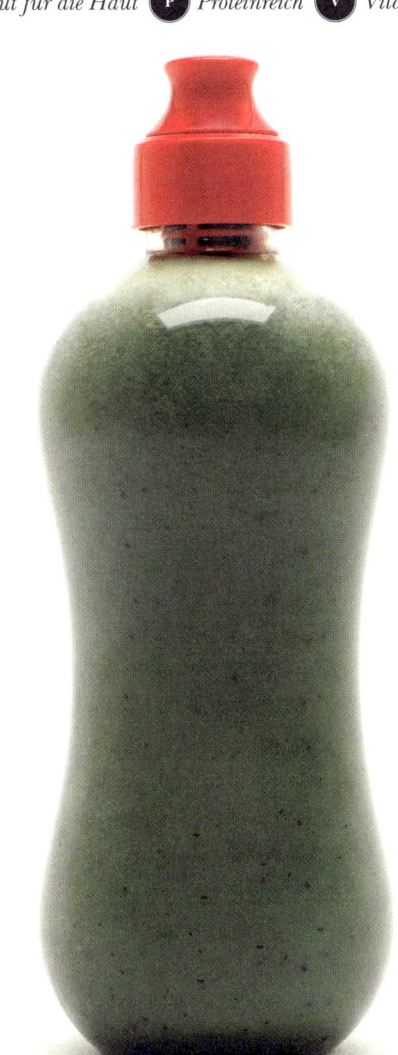

Mandeldrink, Spirulina, Pollen, Heidelbeeren, Mango, Dattel und Avocado in den Mixer füllen und cremig pürieren.

MUSKEL-AUFBAU

Cremige Smoothies auf der Basis von Milchprodukten oder Pflanzendrinks sind ideal, um nach dem Sport die Bildung von Muskelmasse anzukurbeln. Kosten Sie unsere Drinks und lassen Sie sich überzeugen. Da ist für jeden Geschmack etwas dabei.

Tofu – Hafer • Melone – Kokos
Mango-Melonen-Milch • Grünkohl und Frucht
Maracuja – Möhre • Himbeer-Booster
Apfelstrudel • Feurige Mango • Popeyes Liebling
Cashew-Kaffee • Cranberry-Shake
Heidelbeere – Hafer • Kürbis – Buttermilch
Bananenmilch • Supergoji • Pina Spirulina
Erdnusskuss

TOFU – HAFER

Für 1 Person – Zubereitung: 5 Minuten

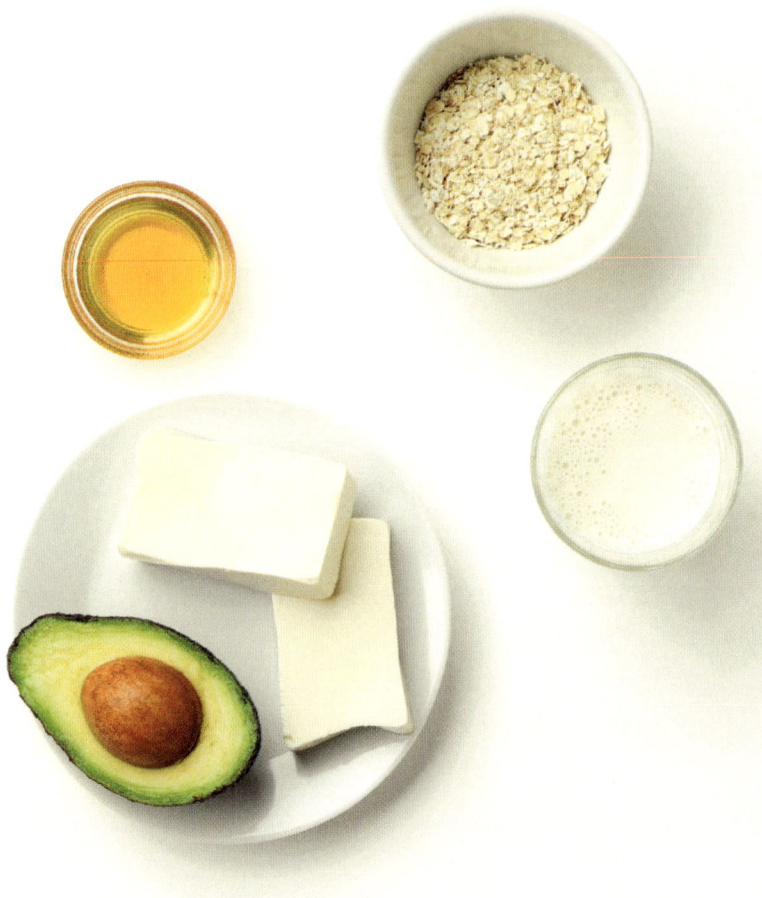

ZUTATEN
45 g Haferflocken • 240 ml Mandeldrink • 1 EL Honig (am besten Bio)
130 g fester Seidentofu • ½ Avocado, entsteint und geschält

Der seidige Tofu ist reich an wertvollen Aminosäuren sowie an Kalzium und dem Spurenelement Eisen.

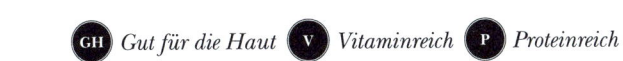 **GH** *Gut für die Haut* **V** *Vitaminreich* **P** *Proteinreich*

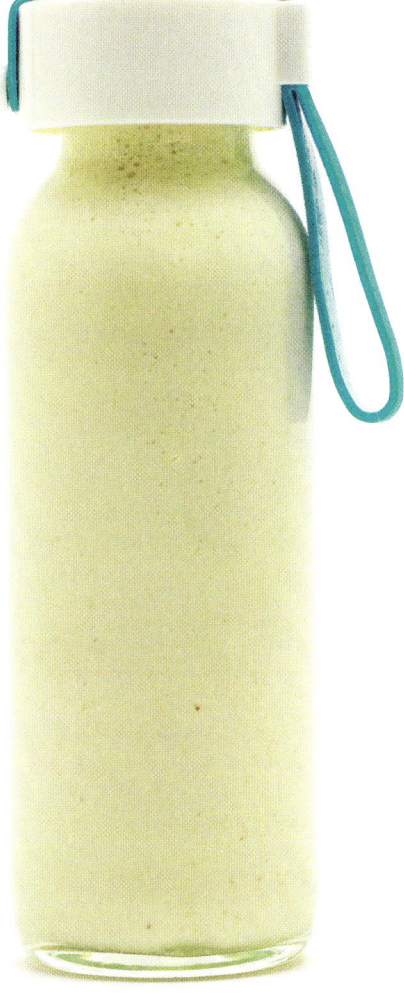

Haferflocken, Mandeldrink, Honig, Seidentofu und Avocado in den Mixer füllen und cremig pürieren.

MELONE – KOKOS

Für 1 Person – Zubereitung: 5 Minuten

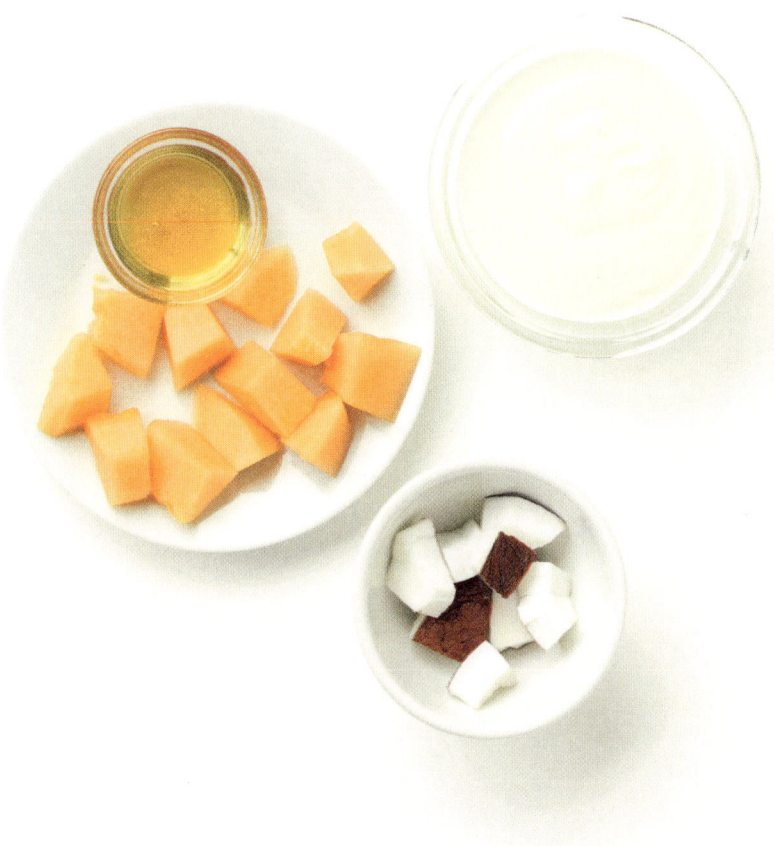

ZUTATEN

150 g Cantaloupe-Melone, geschält, entkernt und gewürfelt

45 g frische Kokosnuss • 230 g Joghurt

1 EL Honig (am besten Bio)

Frische Kokosnuss enthält Mangan. Das Spurenelement unterstützt den Organismus beim Fett- und Proteinstoffwechsel.

FV *Fördert die Verdauung* **HY** *Hydrierend* **V** *Vitaminreich*

Melone, Kokosnuss, Joghurt und Honig in den Mixer füllen und cremig pürieren.

MANGO-MELONEN-MILCH

Für 1 Person – Zubereitung: 5 Minuten

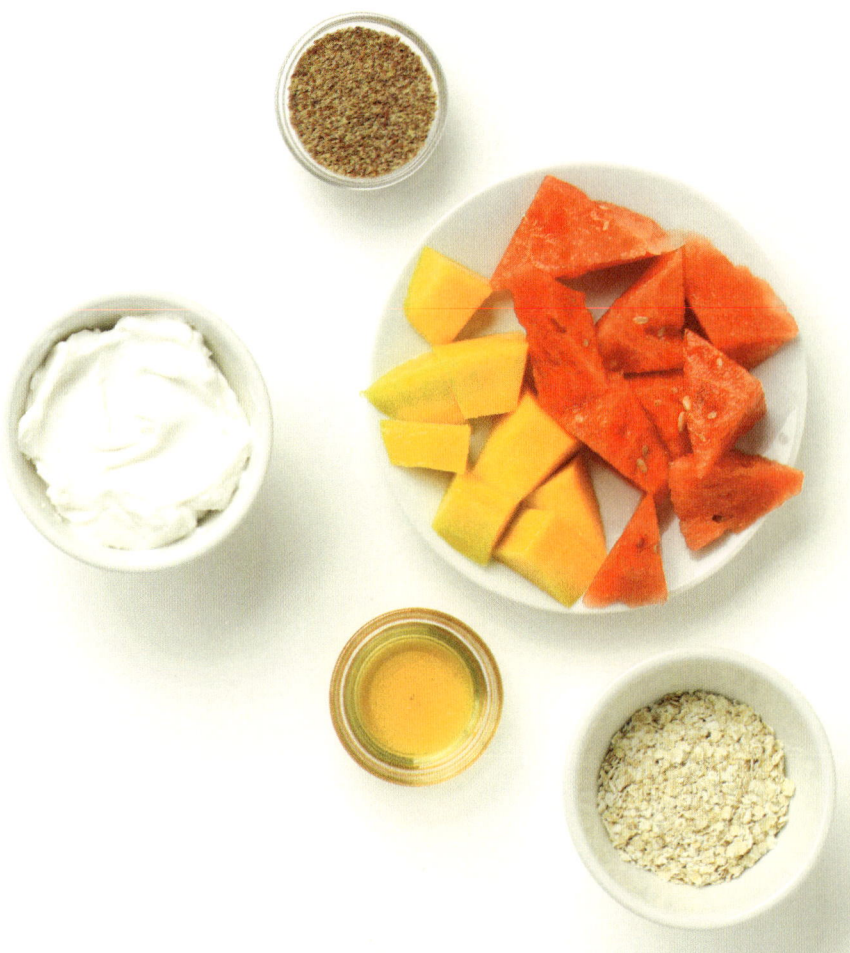

ZUTATEN

150 g Wassermelone, geschält, entkernt und gewürfelt

80 g Mangofruchtfleisch, gewürfelt • 120 g Kokosjoghurt • 3 EL Haferflocken

2 EL geschroteter Leinsamen • 1 TL Honig (am besten Bio)

Wassermelone enthält Lykopin, das die Körperzellen vor Schäden durch freie Radikale schützt.

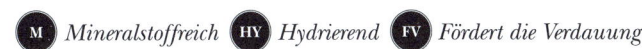 **M** *Mineralstoffreich* **HY** *Hydrierend* **FV** *Fördert die Verdauung*

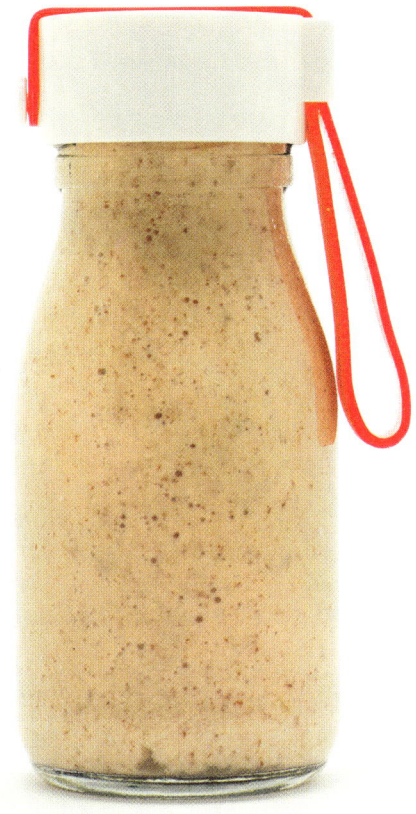

Melone, Mango, Joghurt, Haferflocken, Leinsamen und Honig mit 130 ml Wasser in den Mixer füllen und cremig pürieren.

GRÜNKOHL UND FRUCHT

Für 1 Person – Zubereitung: 5 Minuten

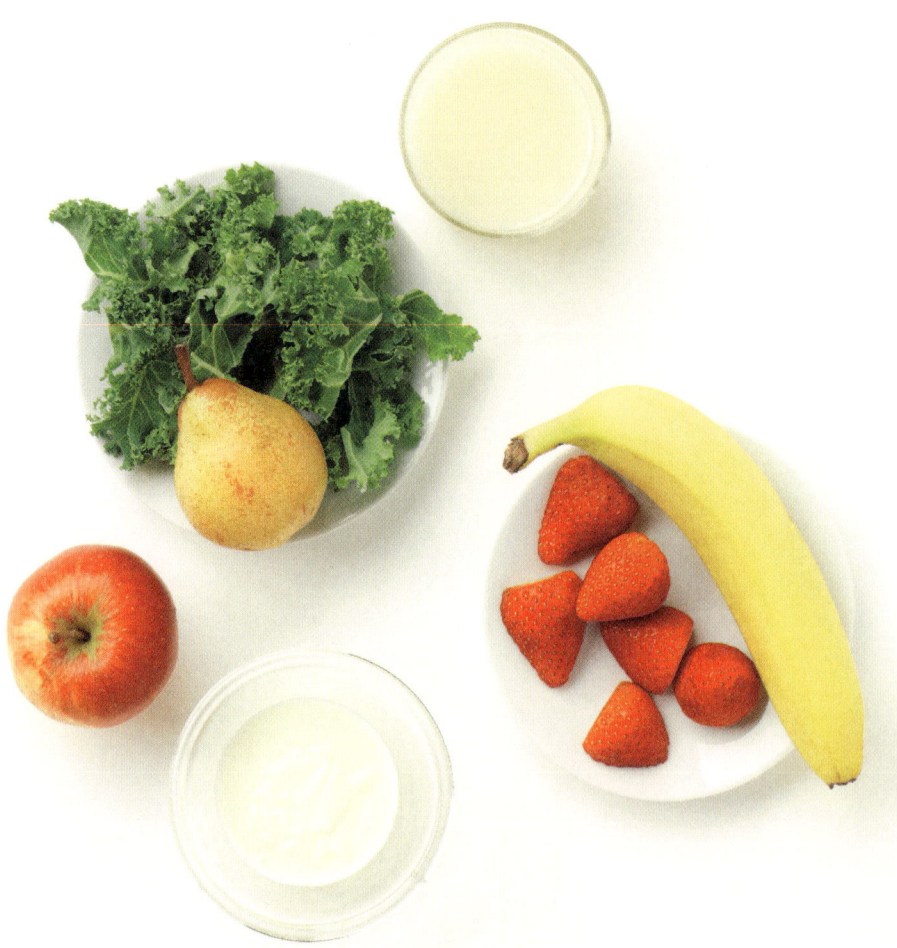

ZUTATEN
200 ml Haferdrink • 70 g Grünkohl, gehackt • 1 Birne, entkernt und gewürfelt
1 Apfel, entkernt und gewürfelt • 1 Banane, geschält und gewürfelt
6 Erdbeeren, entkelcht • 60 g Joghurt

Grünkohl punktet mit besonders viel Vitamin A. Damit trägt er zur Gesunderhaltung der Augen bei.

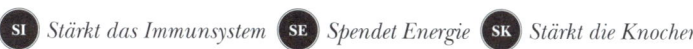 **SI** *Stärkt das Immunsystem* **SE** *Spendet Energie* **SK** *Stärkt die Knochen*

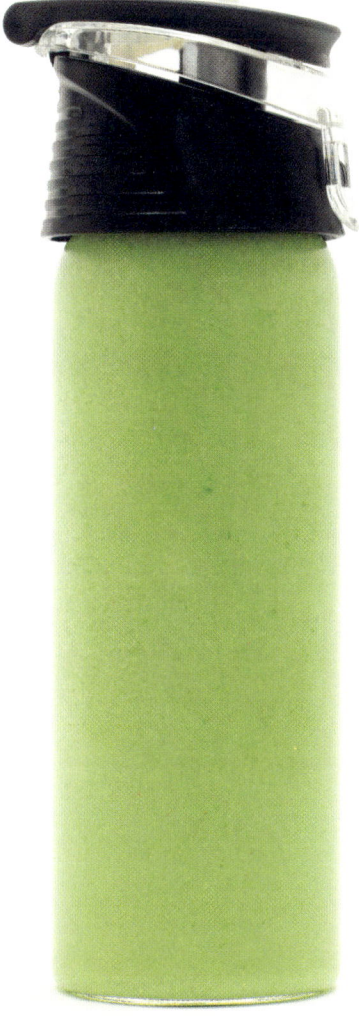

Haferdrink, Grünkohl, Birne, Apfel, Banane, Erdbeeren und Joghurt in den Mixer füllen und cremig pürieren.

MARACUJA – MÖHRE

Für 1 Person – Zubereitung: 5 Minuten

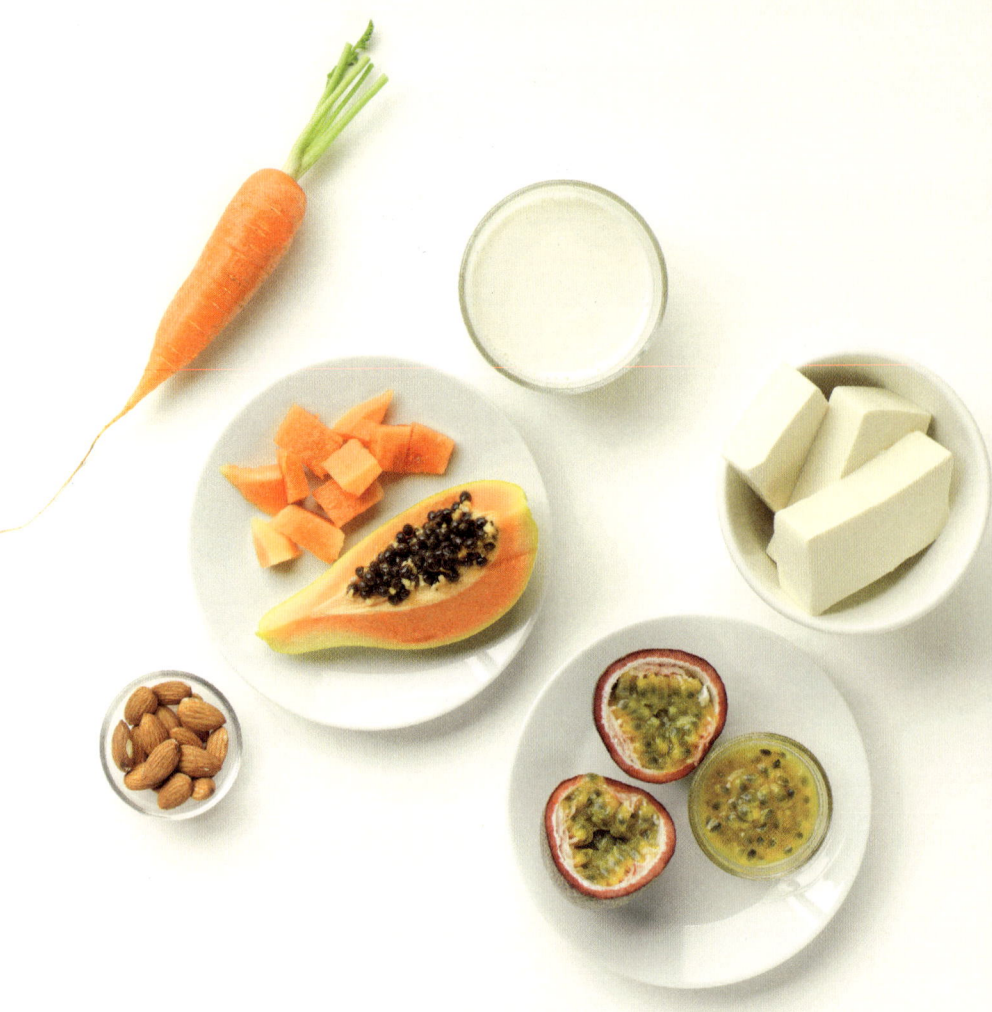

ZUTATEN

240 ml Mandeldrink • 70 g Papaya, geschält, entkernt und gewürfelt

1 Möhre, geschält • 2 Maracujas, Fruchtfleisch herausgelöst

130 g fester Seidentofu • 1 EL Mandeln

Im Fruchtfleisch von Maracujas – auch Passionsfrüchte genannt – verstecken sich beachtliche Mengen an hochwertigem Eisen.

FV *Fördert die Verdauung* **V** *Vitaminreich* **P** *Proteinreich*

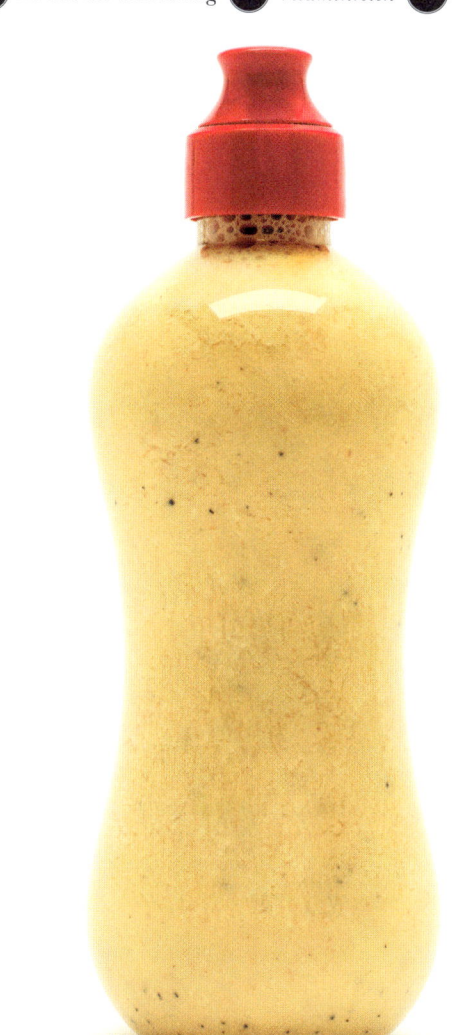

Mandeldrink, Papaya, Möhre, Maracujas, Tofu und Mandeln in den Mixer füllen und cremig pürieren.

HIMBEER-BOOSTER

Für 1 Person – Zubereitung: 5 Minuten

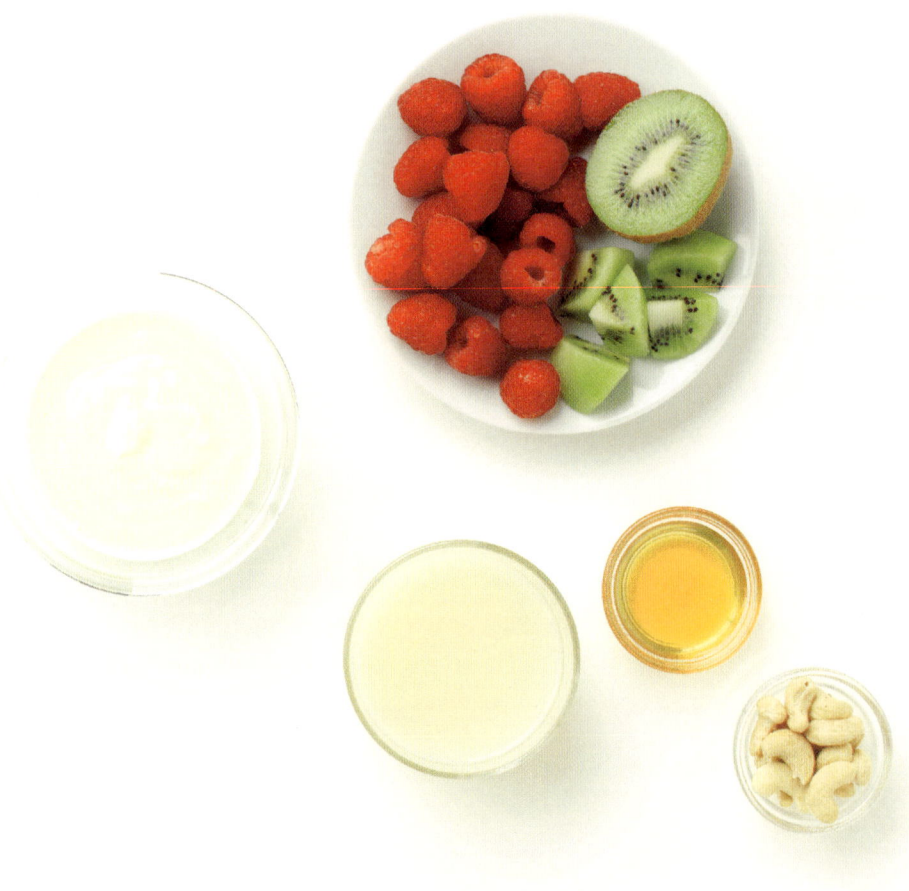

ZUTATEN

125 g Himbeeren • 1 Kiwi, geschält

100 g Joghurt • 150 ml Haferdrink • 1 TL Honig (am besten Bio)

1 EL Cashewkerne

Himbeeren sind reich an Vitamin C. Im Körper wird dieses Vitamin für die Neubildung und Reparatur von Zellen benötigt.

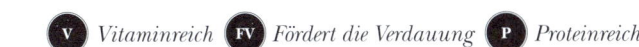

Vitaminreich *Fördert die Verdauung* *Proteinreich*

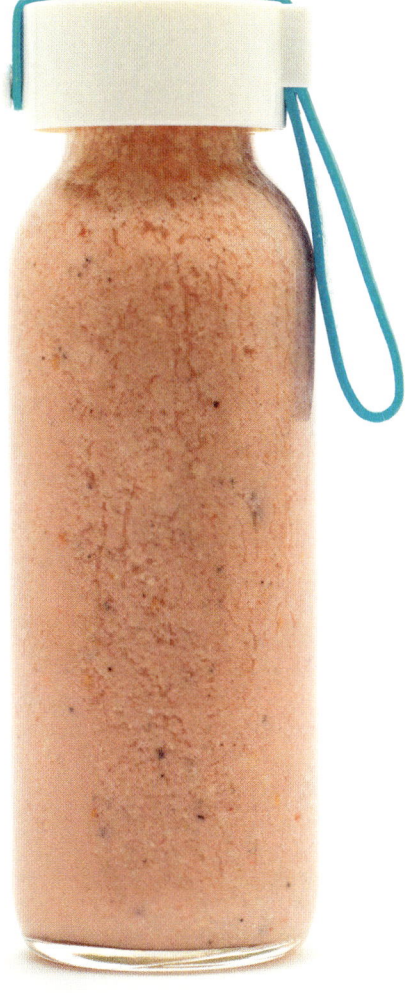

Himbeeren, Kiwi, Joghurt, Haferdrink, Honig und Cashewkerne in den Mixer füllen und cremig pürieren.

APFELSTRUDEL

Für 1 Person – Zubereitung: 5 Minuten

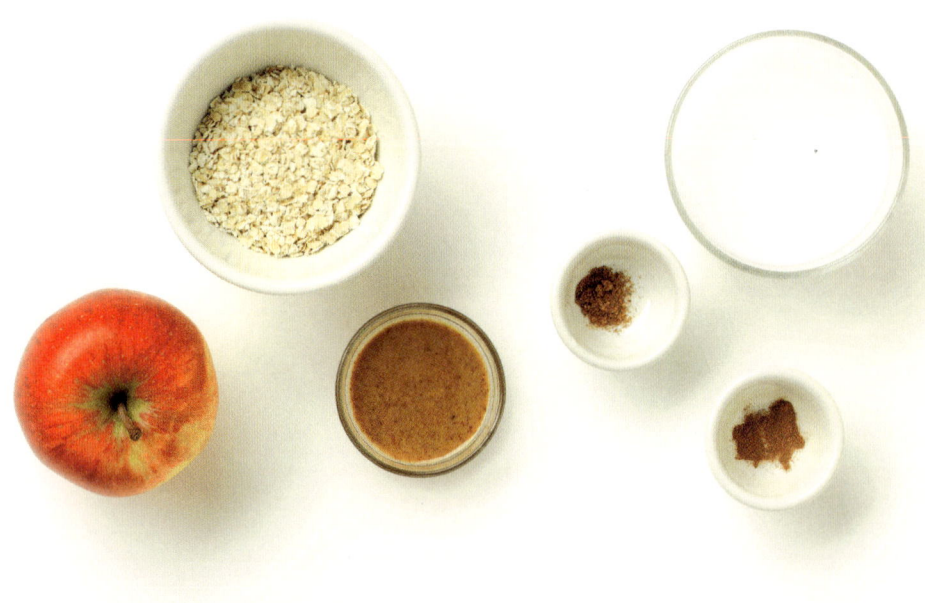

ZUTATEN

120 ml ungesüßter Kokosdrink

45 g Haferflocken • 1 Apfel, entkernt und gewürfelt

1 EL feines Bio-Mandelmus

½ TL gemahlener Zimt • ½ TL frisch geriebene Muskatnuss

Äpfel enthalten viel Kalium. Dieser Mineralstoff hilft mit, den Blutdruck im Körper zu regulieren.

P *Proteinreich* **V** *Vitaminreich* **FV** *Fördert die Verdauung*

Kokosdrink, Haferflocken, Apfel, Mandelmus, Zimt und Muskat mit 120 ml Wasser in den Mixer füllen und cremig pürieren.

FEURIGE MANGO

Für 1 Person – Zubereitung: 5 Minuten

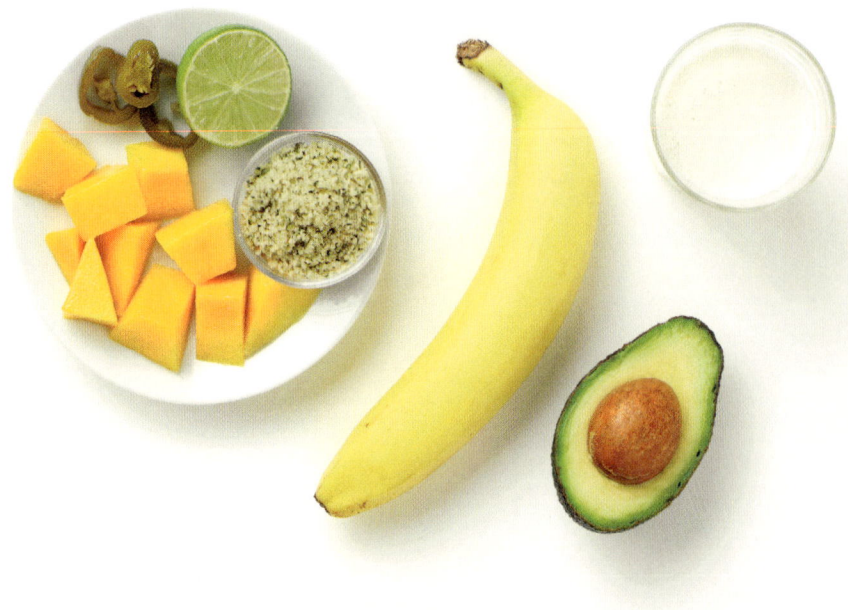

ZUTATEN

240 ml Mandeldrink • 1 Banane, geschält und gewürfelt

½ Avocado, entsteint und geschält • 100 g Mangofruchtfleisch, gewürfelt

2 EL geschälte Hanfsamen • Saft von ½ Limette

3 Scheiben eingelegte Jalapeño-Chili

In Mangos stecken die Mineralstoffe Kalium, Kalzium, Magnesium und Phosphor sowie das Spurenelement Eisen.

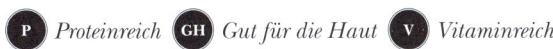 **P** *Proteinreich* **GH** *Gut für die Haut* **V** *Vitaminreich*

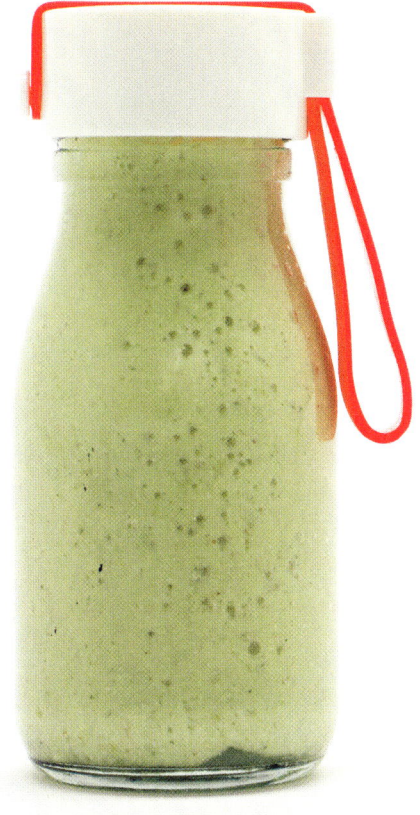

Mandeldrink, Banane, Avocado, Mango, Hanfsamen, Limettensaft und Chilis in den Mixer füllen und cremig pürieren.

POPEYES LIEBLING

Für 1 Person – Zubereitung: 5 Minuten

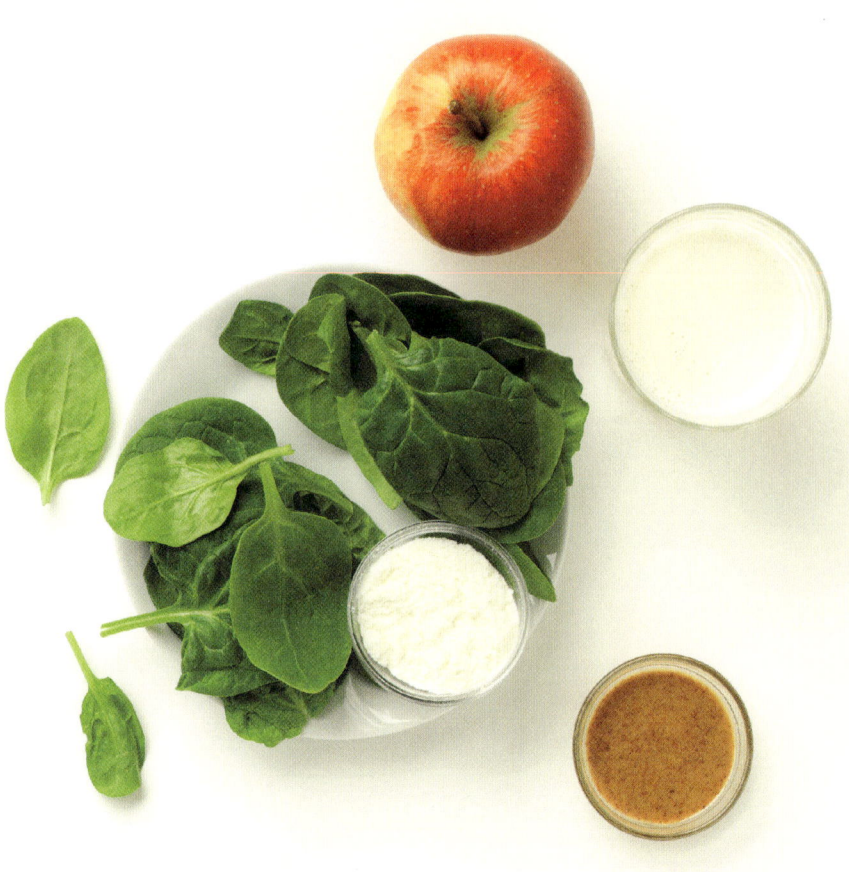

ZUTATEN

240 ml Mandeldrink • 1 Apfel, entkernt und gewürfelt

2 Handvoll junger Blattspinat • 1 Messlöffel Proteinpulver

1 EL feines Bio-Mandelmus

Spinat versorgt den Körper mit Niacin und Zink. Außerdem enthalten die grünen Blätter die Vitamine A, B6, C, E und K.

P *Proteinreich* **FV** *Fördert die Verdauung* **SE** *Spendet Energie*

Mandeldrink, Apfel, Spinat, Proteinpulver und Mandelmus in den Mixer füllen und cremig pürieren.

CASHEW-KAFFEE

Für 1 Person – Zubereitung: 5 Minuten

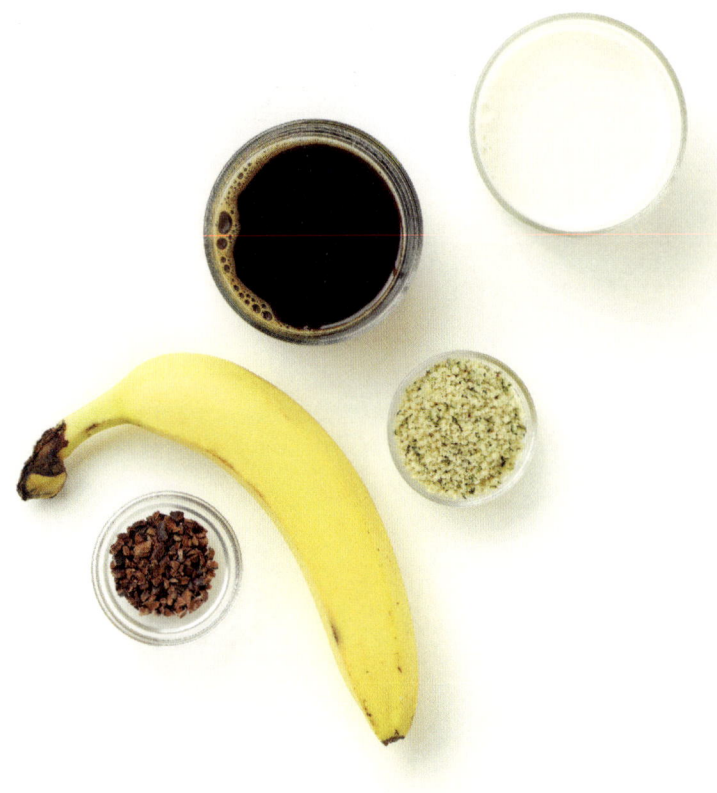

ZUTATEN

240 ml Cashewdrink • 120 ml Filterkaffee, gekühlt

1 Banane, geschält und gewürfelt • 2 EL geschälte Hanfsamen

1 EL Kakaonibs

Cashewkerne und der daraus hergestellte Pflanzendrink liefern dem Körper wertvolle Ballaststoffe und Vitamin E.

SE *Spendet Energie*   **P** *Proteinreich*   **SK** *Stärkt die Knochen*

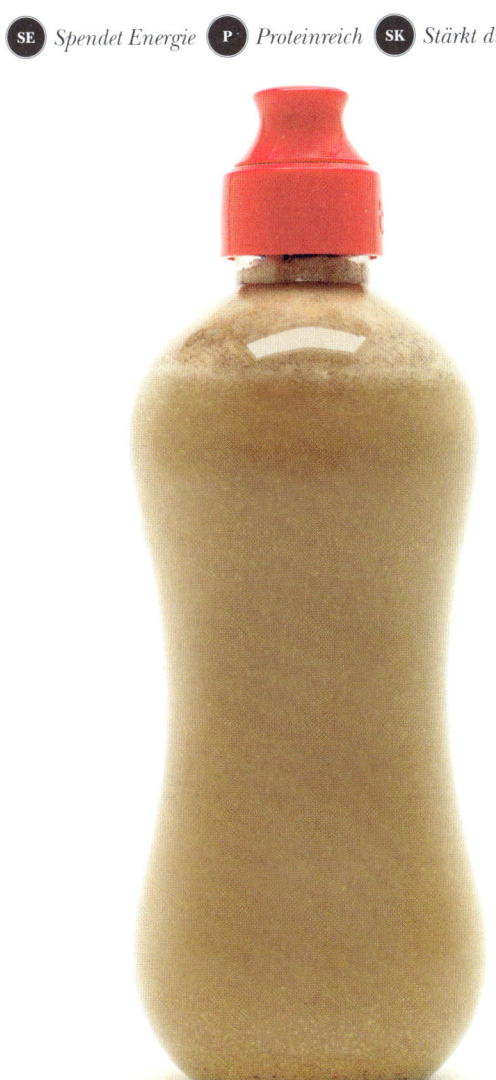

Cashewdrink, Kaffee, Banane, Hanfsamen und Kakaonibs in den Mixer füllen und cremig pürieren.

CRANBERRY-SHAKE

Für 1 Person – Zubereitung: 5 Minuten

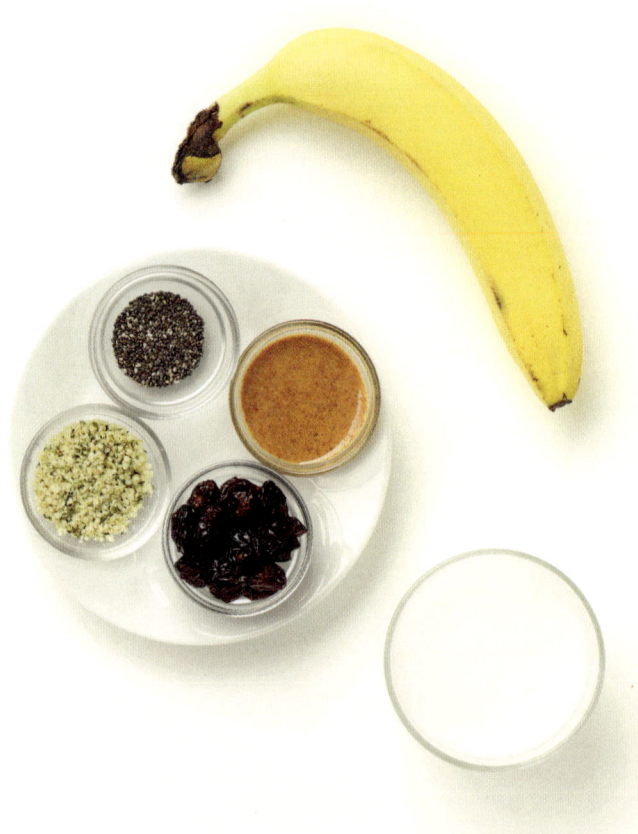

ZUTATEN

240 ml ungesüßter Kokosdrink • 1 Banane, geschält und gewürfelt

30 g getrocknete Cranberrys • 1 EL feines Bio-Mandelmus

1 EL geschälte Hanfsamen • ½ EL Chiasamen

Cranberrys sind echte Powerbeeren. Getrocknet überzeugen sie mit viel Vitamin C, A und Folsäure.

P *Proteinreich* **M** *Mineralstoffreich* **SK** *Stärkt die Knochen*

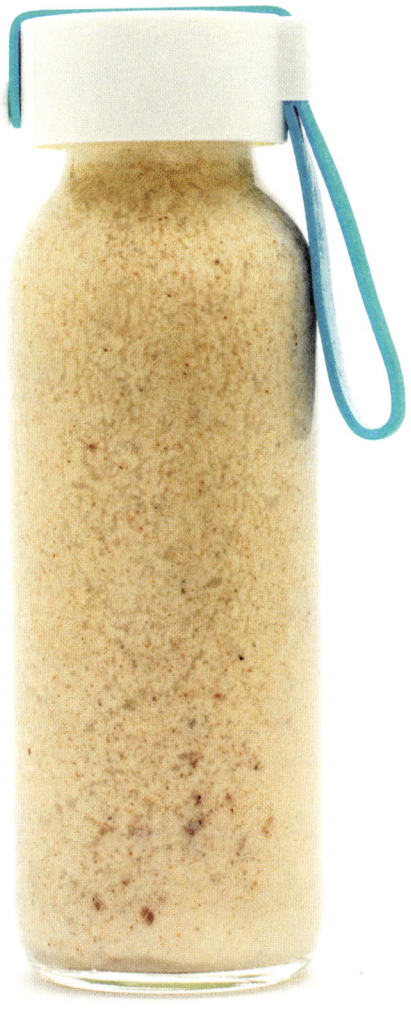

Kokosdrink, Banane, Cranberrys, Mandelmus, Hanf- und Chiasamen in den Mixer füllen und cremig pürieren.

HEIDELBEERE – HAFER

Für 1 Person – Zubereitung: 5 Minuten

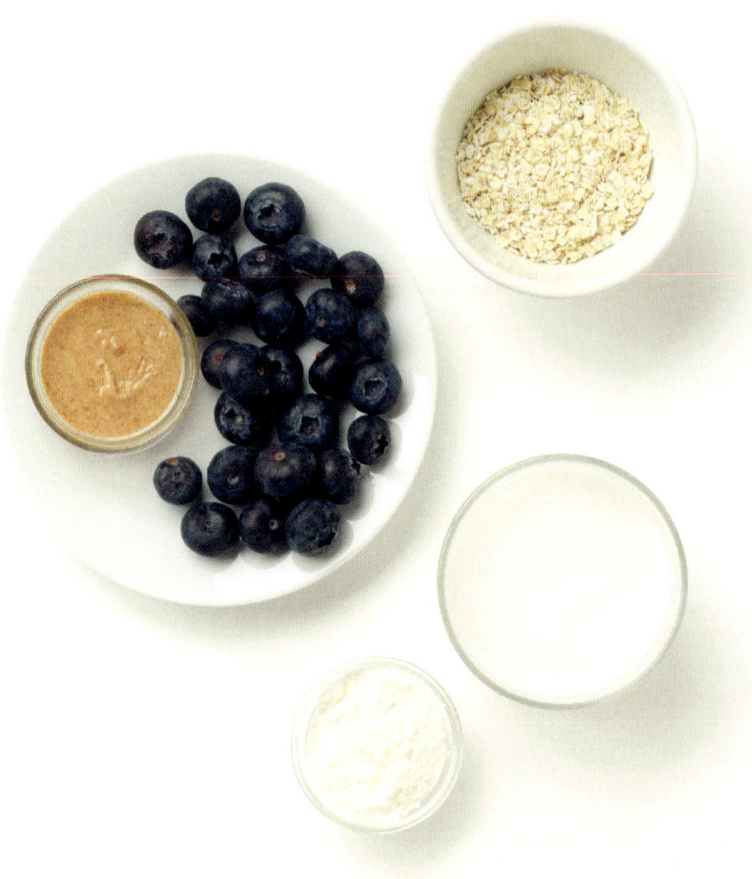

ZUTATEN

240 ml Cashewdrink • 45 g Haferflocken • 140 g Heidelbeeren

1 EL Bio-Cashewmus • 1 Messlöffel Proteinpulver

Die kleinen blauen Beeren sind mächtig gesund. So tragen Heidelbeeren auch zur Regulierung des Blutzuckerspiegels bei.

P *Proteinreich*   **FV** *Fördert die Verdauung*   **SK** *Stärkt die Knochen*

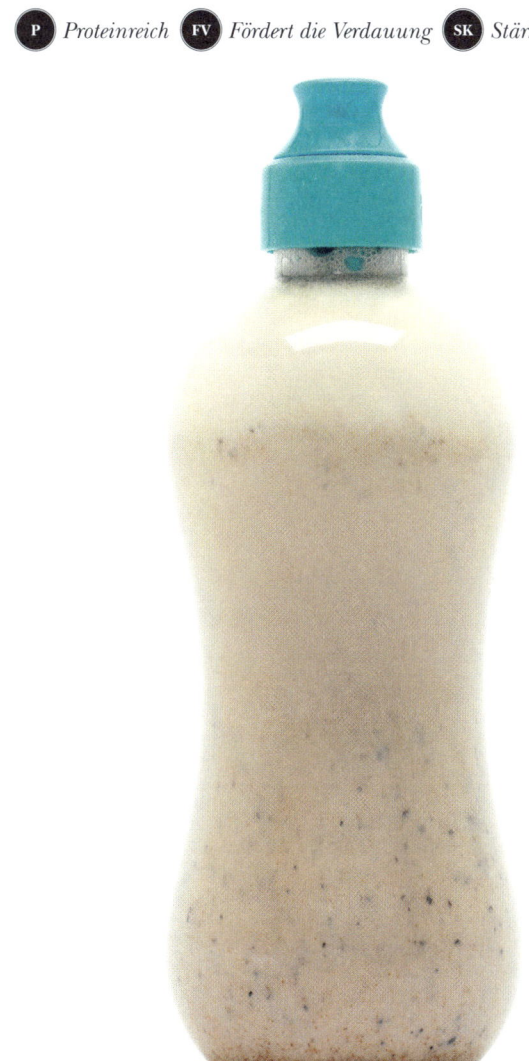

Cashewdrink, Haferflocken, Heidelbeeren, Cashewmus und Proteinpulver in den Mixer füllen und cremig pürieren.

KÜRBIS – BUTTERMILCH

Für 1 Person – Zubereitung: 5 Minuten

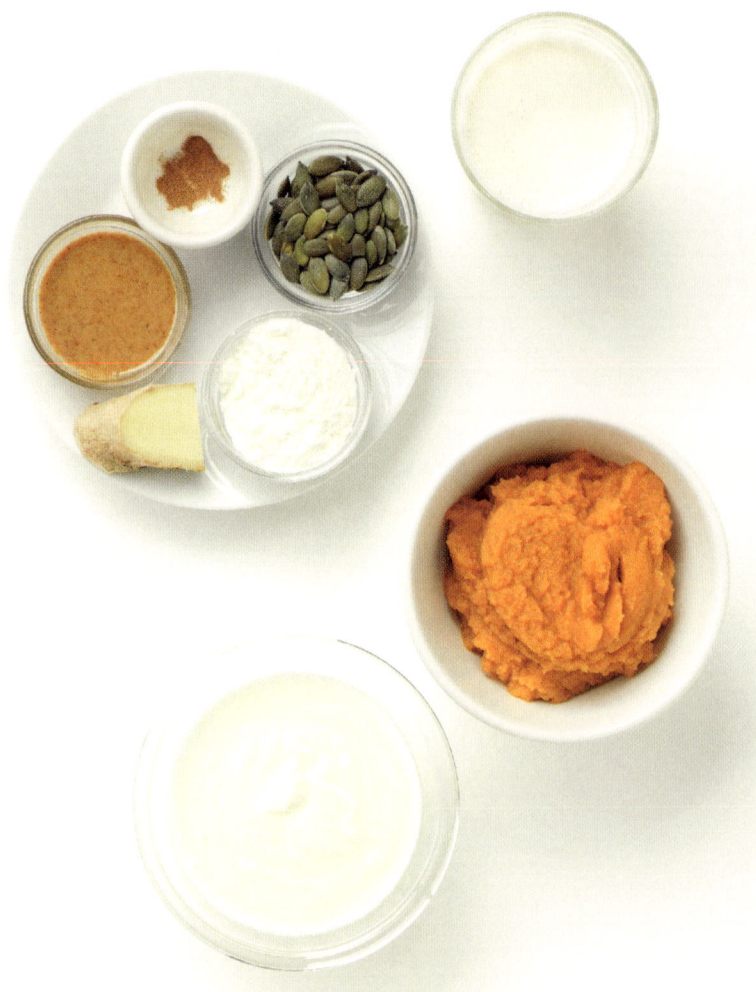

ZUTATEN

140 ml Mandeldrink • 120 g Kürbispüree • 100 g Joghurt
1 Messlöffel Proteinpulver • 1 Stück Ingwer (2,5 cm), geschält
1 EL feines Bio-Mandelmus • 1 Prise gemahlener Zimt • 1 TL Kürbiskerne

Kürbis ist reich an Ballaststoffen und Kalium. Beide sind wichtig für eine gesunde Verdauung.

FD *Fördert die Durchblutung* **EH** *Entzündungshemmend* **P** *Proteinreich*

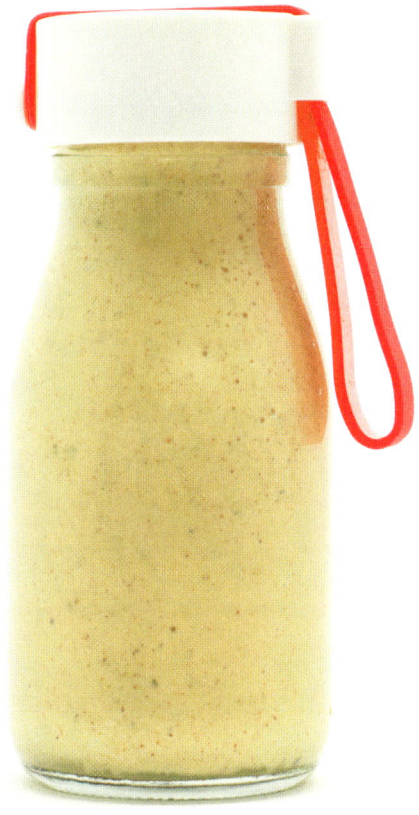

Mandeldrink, Kürbispüree, Joghurt, Proteinpulver, Ingwer, Mandelmus, Zimt und Kürbiskerne in den Mixer füllen und cremig pürieren.

BANANENMILCH

Für 1 Person – Zubereitung: 5 Minuten

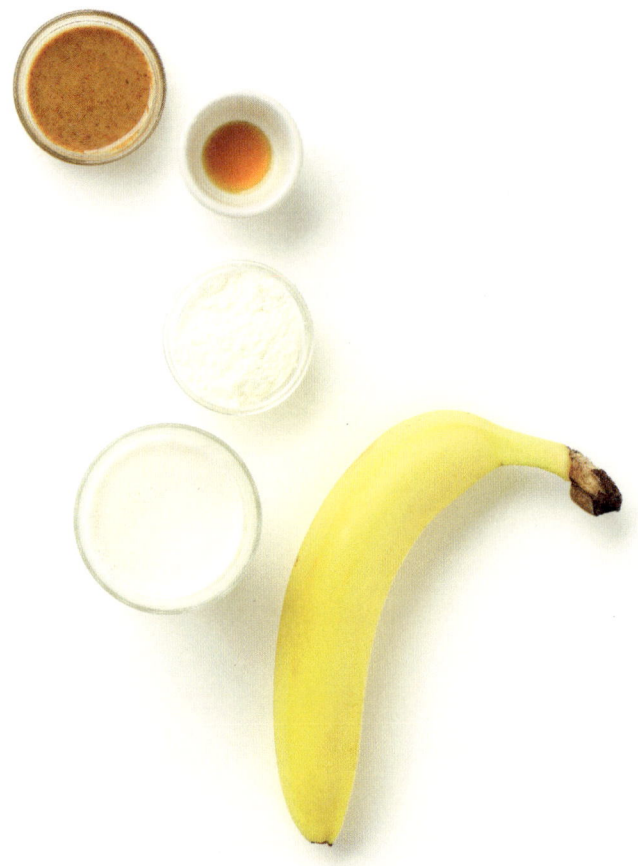

ZUTATEN

1 Banane, geschält und gewürfelt • 230 ml Mandeldrink

1 Messlöffel Proteinpulver

1 TL Vanilleextrakt oder Mark von ½ Vanilleschote

1 EL feines Bio-Mandelmus

Bananen enthalten viel Kalium. Dieser Mineralstoff spielt eine wichtige Rolle im Elektrolythaushalt des Körpers.

SI *Stärkt das Immunsystem* **P** *Proteinreich* **SK** *Stärkt die Knochen*

Banane, Mandeldrink, Proteinpulver, Vanille und Mandelmus in den Mixer füllen und cremig pürieren.

SUPERGOJI

Für 1 Person – Zubereitung: 5 Minuten

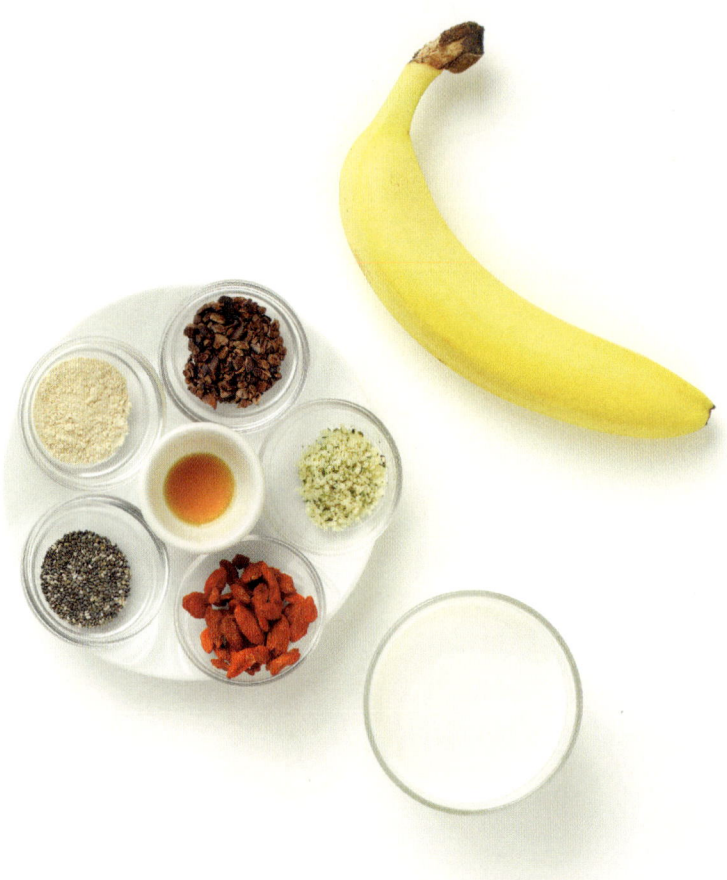

ZUTATEN

240 ml Cashewdrink • 1 Banane, geschält und gewürfelt

1 TL Kakaonibs • 1 TL geschälte Hanfsamen • 1 TL Gojibeeren

1 TL Chiasamen • 1 TL Maca-Pulver

½ TL Vanilleextrakt oder Mark von ½ Vanilleschote

Mit ihren vielen Nährstoffen unterstützen Gojibeeren die Gesundheit von Herz und Kreislauf.

V *Vitaminreich* **SE** *Spendet Energie* **M** *Mineralstoffreich*

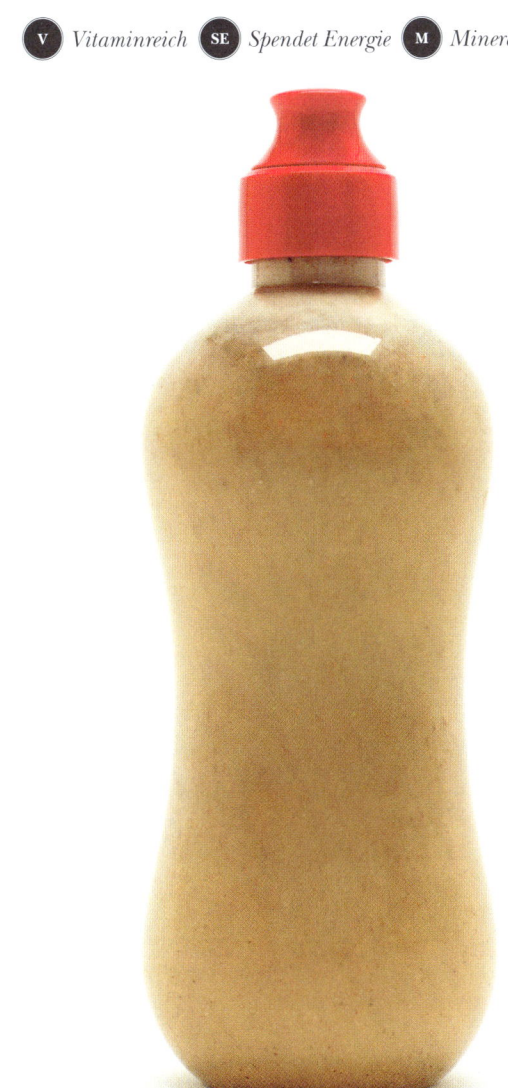

Cashewdrink, Banane, Kakaonibs, Hanfsamen, Gojibeeren, Chiasamen, Maca-Pulver und Vanille in den Mixer füllen und cremig pürieren.

PINA SPIRULINA

Für 1 Person – Zubereitung: 5 Minuten

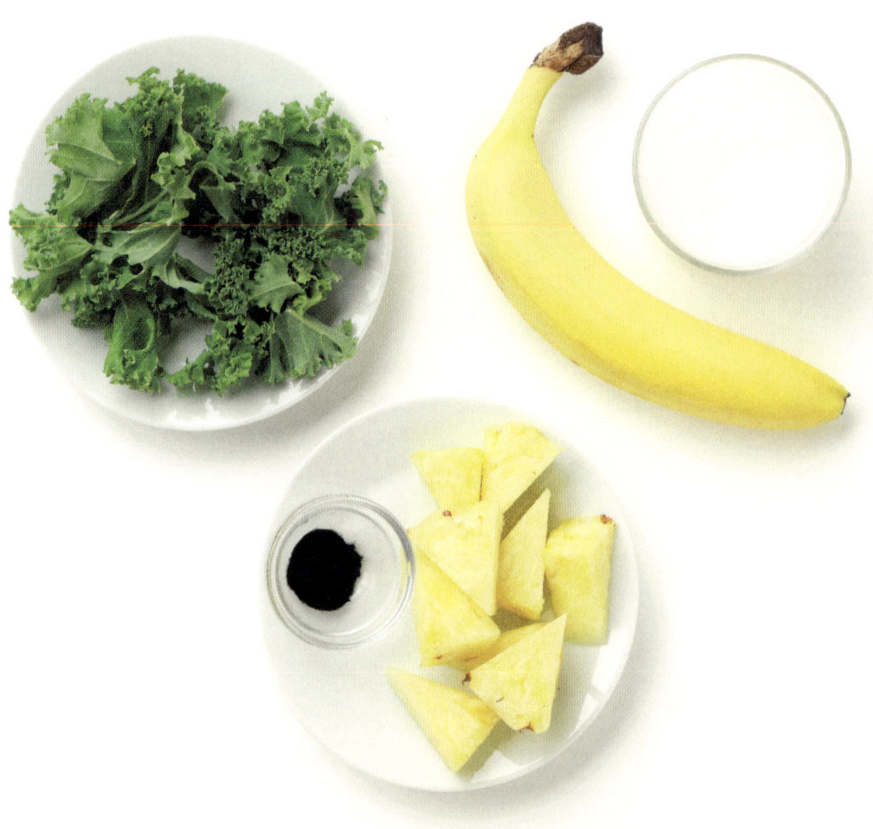

ZUTATEN

240 ml ungesüßter Kokosdrink • 1 Banane, geschält und gewürfelt

200 g Ananasfruchtfleisch, gewürfelt • 1 Handvoll Grünkohl, gehackt

½ TL Spirulina-Pulver

Spirulina-Algen enthalten 70 Prozent Proteine und jede Menge Vitamine und Mineralstoffe.

EH *Entzündungshemmend* **SE** *Spendet Energie* **M** *Mineralstoffreich*

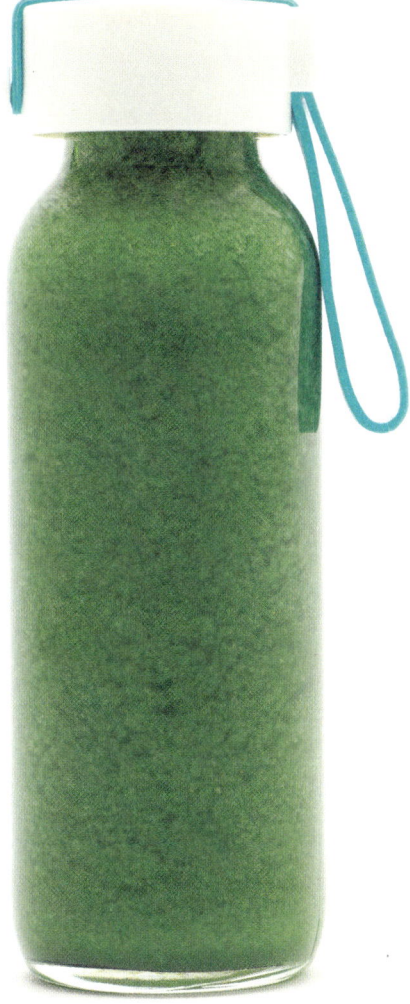

Kokosdrink, Banane, Ananas, Grünkohl und Spirulina-Pulver in den Mixer füllen und cremig pürieren.

ERDNUSSKUSS

Für 1 Person – Zubereitung: 5 Minuten

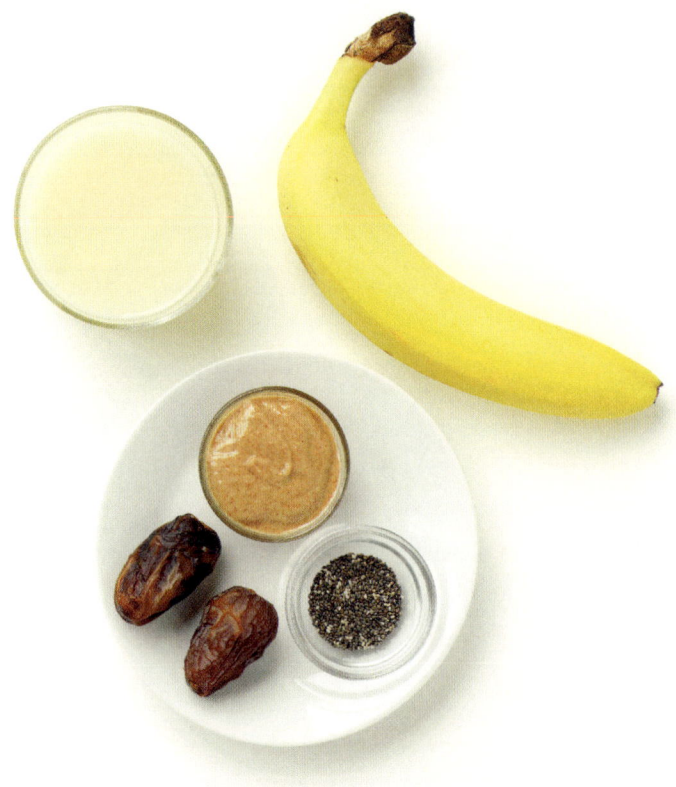

ZUTATEN

120 ml Reisdrink (am besten aus Vollkornreis)

1 Banane, geschält und gewürfelt • 2 Medjool-Datteln, entsteint

1 gehäufter EL feines Bio-Erdnussmus • 1 TL Chiasamen

Erdnüsse sind kleine Kraftpakete, denn sie sind prall gefüllt mit wertvollen Proteinen und gesunden Fetten.

M *Mineralstoffreich*   **V** *Vitaminreich*   **SK** *Stärkt die Knochen*

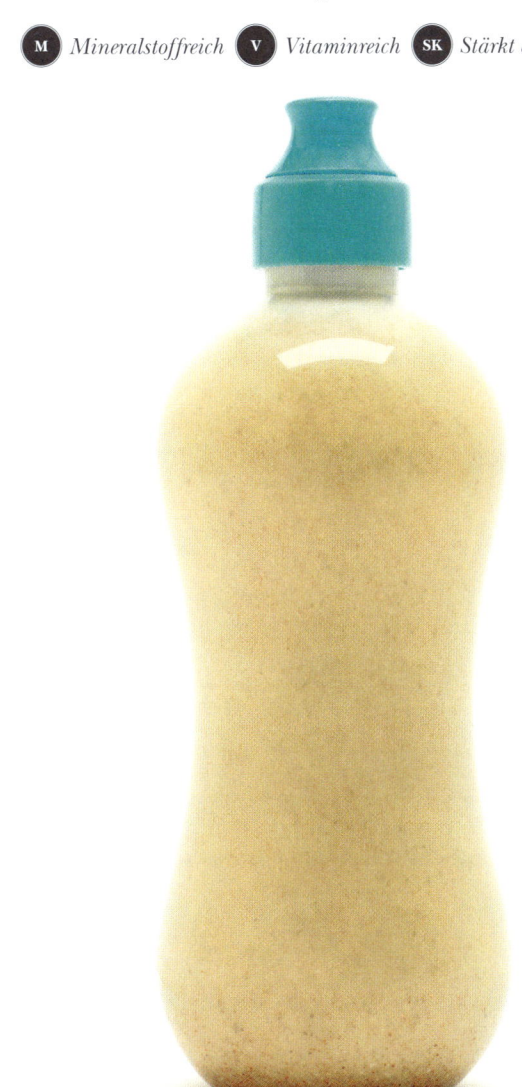

Reisdrink, Banane, Datteln, Erdnussmus und Chiasamen mit 120 ml Wasser in einen Mixer füllen und cremig pürieren.

CARBO-
LOADING

Im letzten Kapitel geht es um Carbo-loading, also um das Auffüllen der Glykogenspeicher. Das ist unerlässlich vor jedem Start – ganz egal, ob Sie einen Marathon laufen wollen, an einem Radrennen teilnehmen oder sich an einen Triathlon wagen möchten. Nudelpartys waren gestern, schlaue Sportler trinken heute lieber Smoothies!

Pfirsich – Heidelbeere • Schoko-Schub
Süße Kartoffel • Grüner Hafer • Mandelkraft
Rucola-Rakete • Bohne – Spinat
Käpt'n Nuss • Milde Orange
Bohne – Pfirsich • Hafer – Haselnuss
Süße Papaya • Rote Bete – Apfel • Banana Mama
Buchweizenbecher • Trink dich fit

PFIRSICH – HEIDELBEERE

Für 1 Person – Zubereitung: 5 Minuten

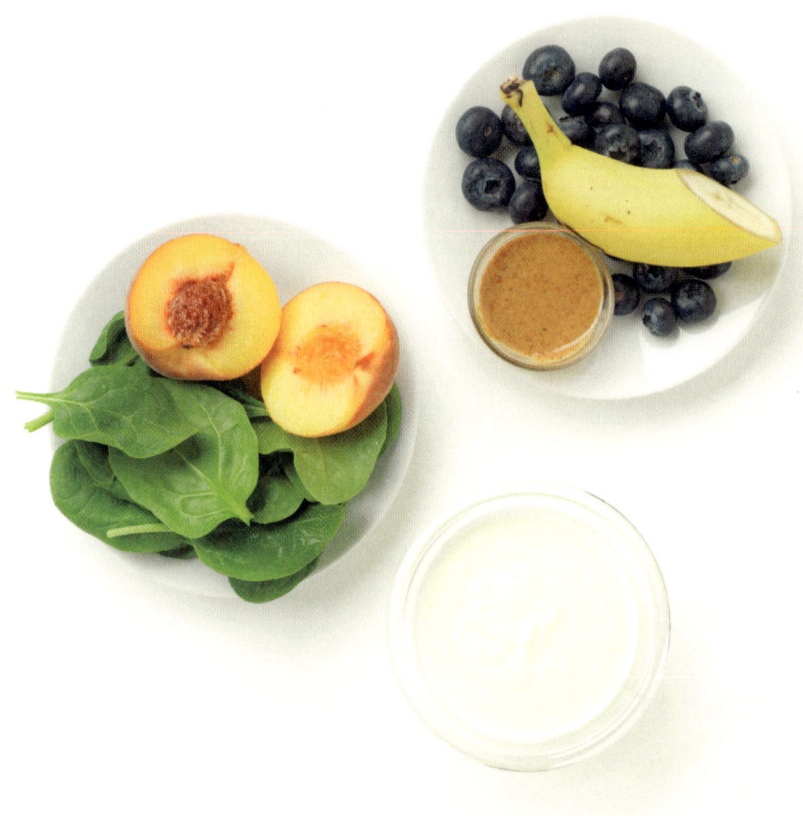

ZUTATEN

120 g Joghurt • ½ Banane, geschält und gewürfelt

100 g Heidelbeeren • 1 Pfirsich, halbiert und entsteint

1 Handvoll junger Blattspinat • 1 EL feines Bio-Mandelmus

Die samtigen Pfirsiche sind reich an Folsäure, Vitamin A, C, E
und Kalium.

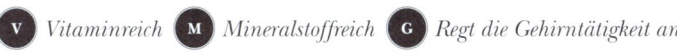 **V** *Vitaminreich* **M** *Mineralstoffreich* **G** *Regt die Gehirntätigkeit an*

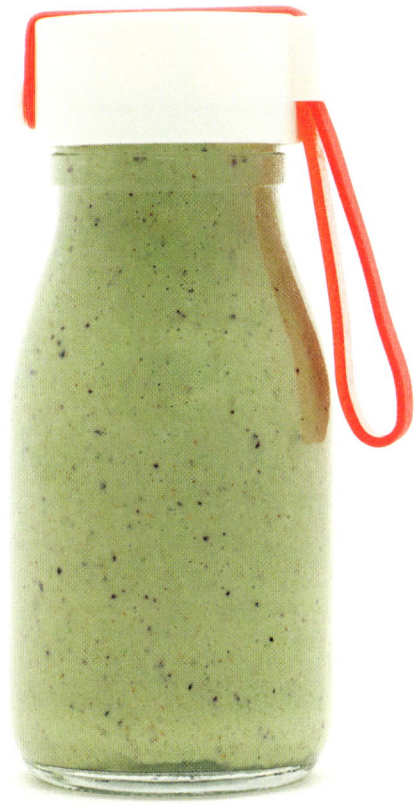

Joghurt, Banane, Beeren, Pfirsich, Spinat und Mandelmus mit 120 ml Wasser in
den Mixer füllen und cremig pürieren.

SCHOKO-SCHUB

Für 1 Person – Zubereitung: 5 Minuten

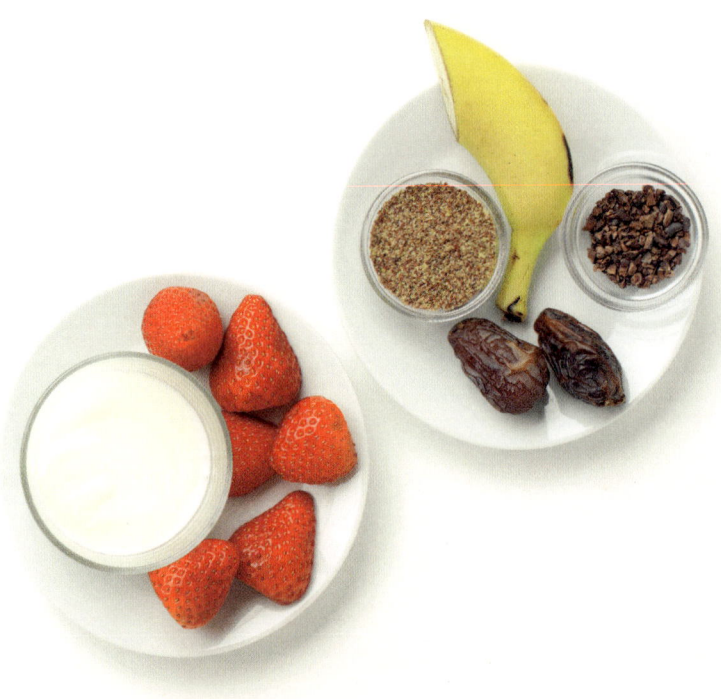

ZUTATEN

80 g Joghurt • 80 g Erdbeeren, entkelcht

½ Banane, geschält und gewürfelt • 2 Medjool-Datteln, entsteint

2 EL geschroteter Leinsamen • 1 EL Kakaonibs

Leinsamen enthalten gesunde Omega-3-Fettsäuren. Sie tragen zur
Regulierung des Blutzuckerspiegels bei.

FD *Fördert die Durchblutung* **FV** *Fördert die Verdauung* **V.** *Vitaminreich*

Joghurt, Erdbeeren, Banane, Datteln, Leinsamen und Kakaonibs mit
160 ml Wasser in den Mixer füllen und cremig pürieren.

SÜSSE KARTOFFEL

Für 1 Person – Zubereitung: 5 Minuten

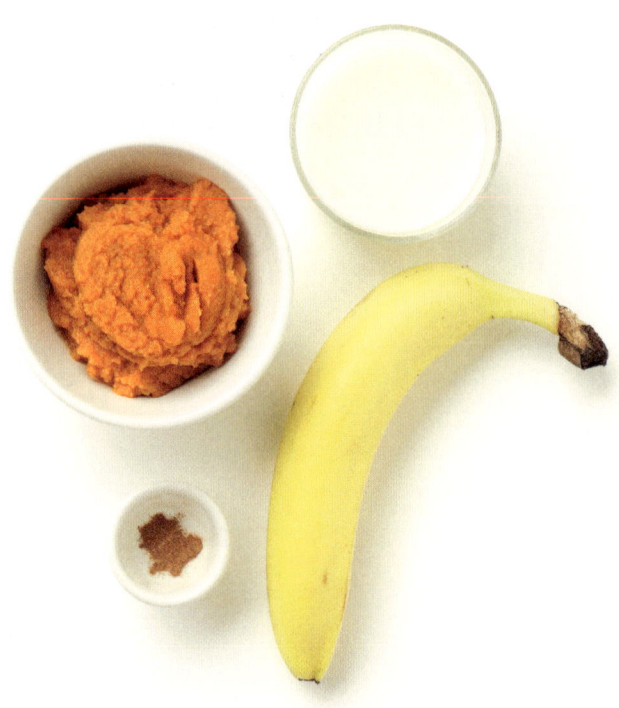

ZUTATEN

240 ml Reisdrink (am besten aus Vollkornreis)

120 g Süßkartoffeln, gegart, abgekühlt und zerdrückt

1 Banane, geschält und gewürfelt • 1 Prise gemahlener Zimt

Die orangefarbenen Süßkartoffeln sind eine optimale Quelle für die Vitamine B6, C und D.

SI *Stärkt das Immunsystem*   **M** *Mineralstoffreich*   **SK** *Stärkt die Knochen*

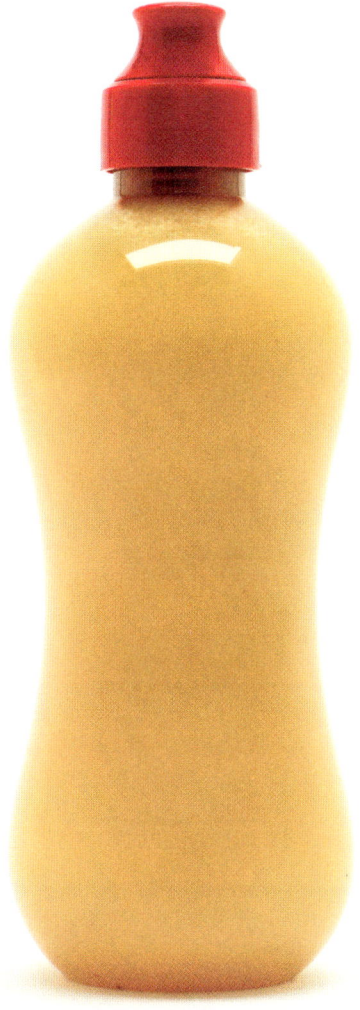

Reisdrink, Süßkartoffelpüree, Banane und Zimt in den Mixer füllen und cremig pürieren.

GRÜNER HAFER

Für 1 Person – Zubereitung: 5 Minuten

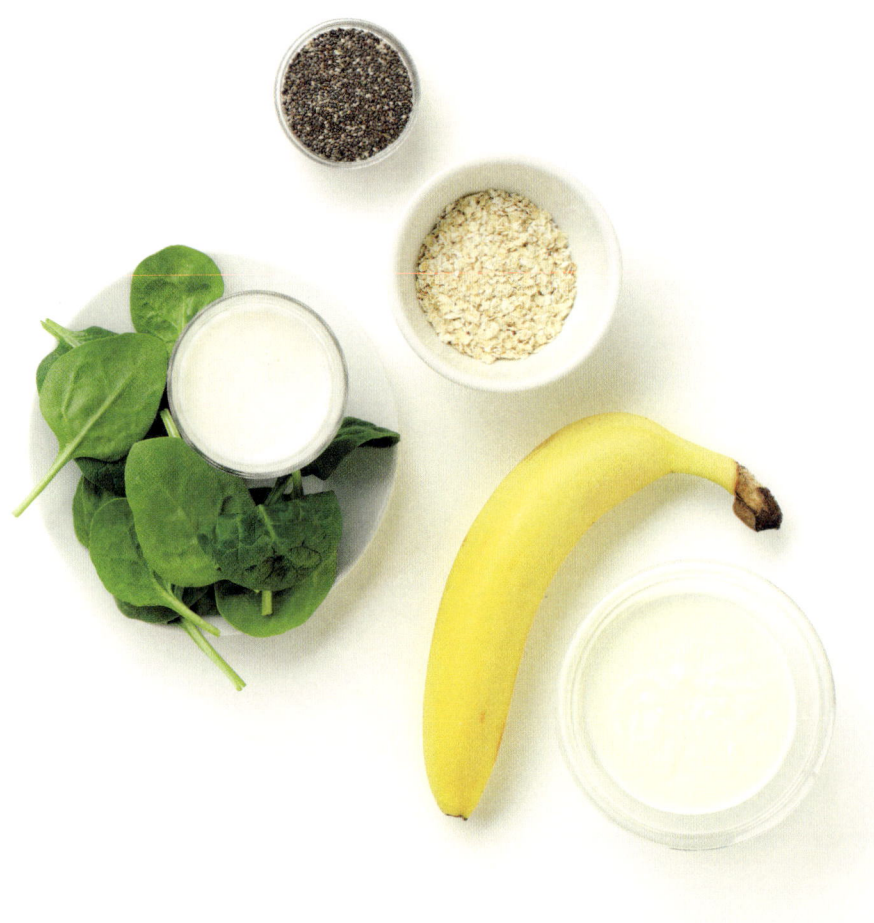

ZUTATEN

240 g griechischer Joghurt • 1 Banane, geschält und gewürfelt

120 ml Mandeldrink • 1 Handvoll junger Blattspinat

30 g Haferflocken • 2 EL Chiasamen

Joghurt enthält probiotische Mikroorganismen, die die Darmflora
pflegen und gesund halten.

FV *Fördert die Verdauung*   **P** *Proteinreich*   **V** *Vitaminreich*

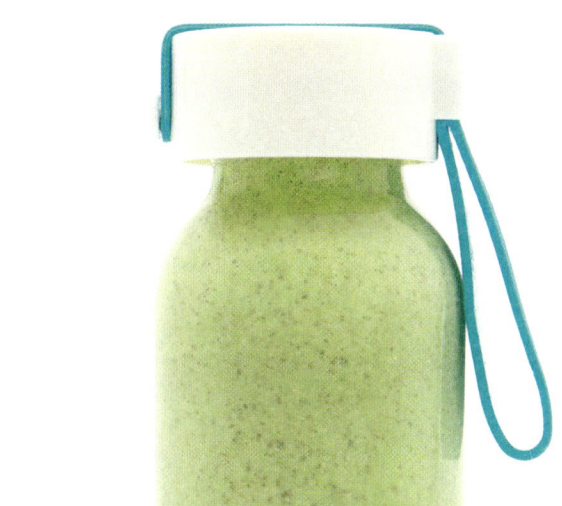

Joghurt, Banane, Mandeldrink, Spinat, Haferflocken und Chiasamen in den
Mixer füllen und cremig pürieren.

MANDELKRAFT

Für 1 Person – Zubereitung: 5 Minuten

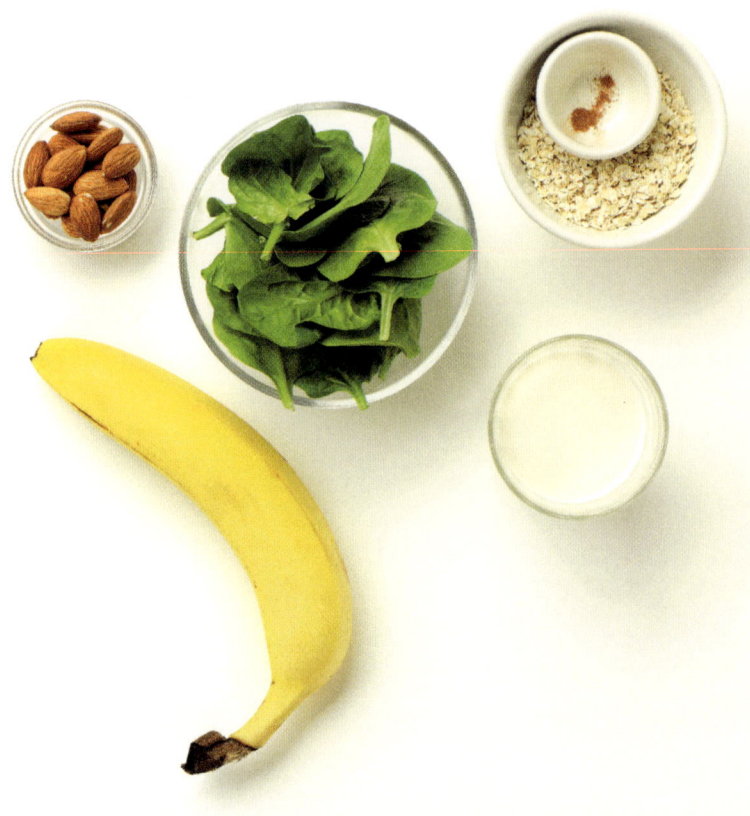

ZUTATEN

240 ml Mandeldrink • 1 Banane, geschält und gewürfelt

1 Handvoll junger Blattspinat • 1 EL Mandeln • 30 g Haferflocken

1 Prise gemahlener Zimt

In Haferflocken steckt der lösliche Ballaststoff Beta-Glucan. Er hilft mit, den Cholesterinspiegel zu senken.

M *Mineralstoffreich* **SK** *Stärkt die Knochen* **SE** *Spendet Energie*

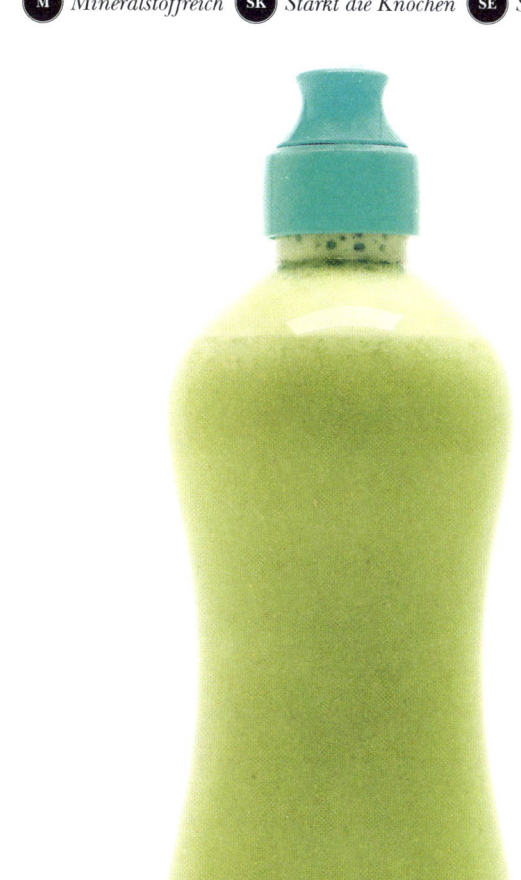

Mandeldrink, Banane, Spinat, Mandeln, Haferflocken und Zimt in den Mixer füllen und cremig pürieren.

RUCOLA-RAKETE

Für 1 Person – Zubereitung: 5 Minuten

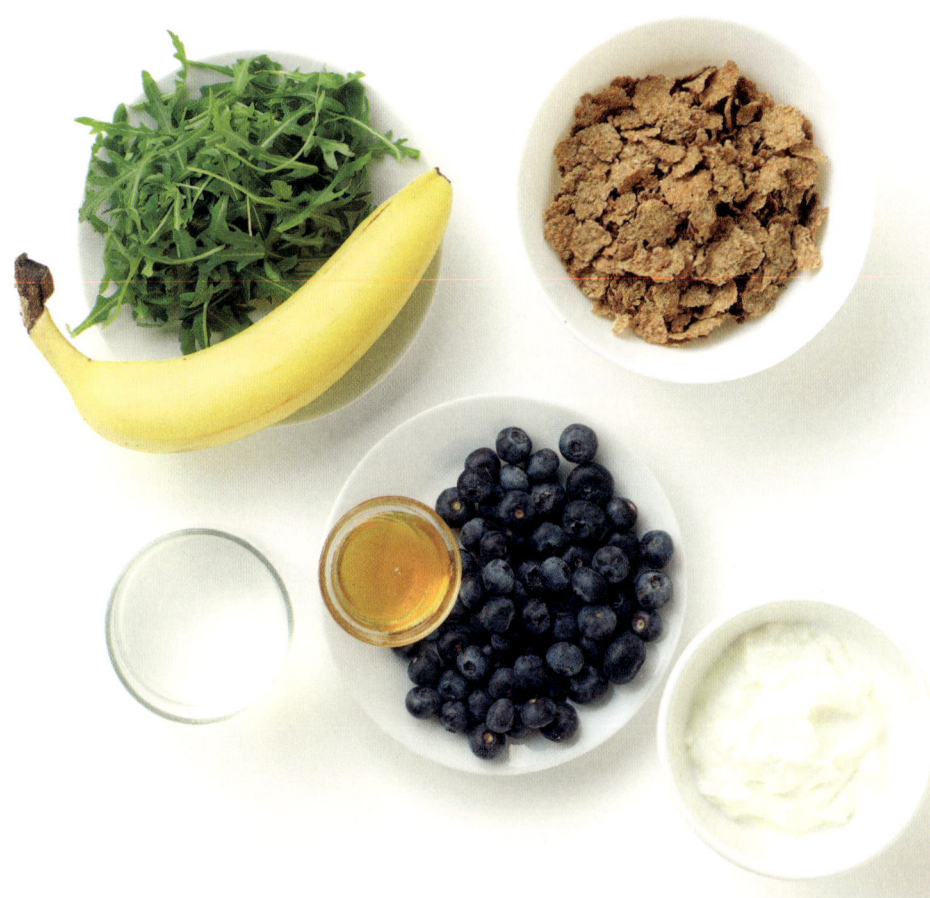

ZUTATEN

1 Handvoll Rucola • 1 Banane, geschält und gewürfelt

100 g Heidelbeeren • 1 EL Honig (am besten Bio) • 180 g Kleieflocken

100 g griechischer Joghurt • 200 ml Kokoswasser

Kleieflocken gibt es aus verschiedenen Getreidearten. Alle sind sehr ballaststoffreich und enthalten zudem Selen.

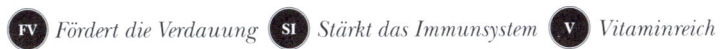 *Fördert die Verdauung*   *Stärkt das Immunsystem*   *Vitaminreich*

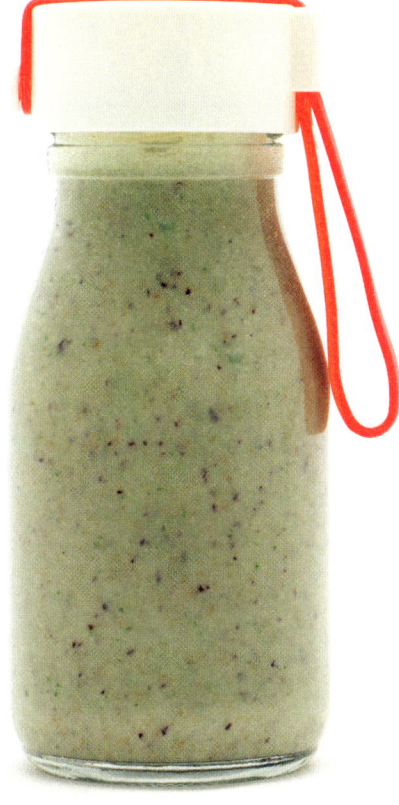

Rucola, Banane, Heidelbeeren, Honig, Kleieflocken, Joghurt und Kokoswasser
in den Mixer füllen und cremig pürieren.

BOHNE – SPINAT

Für 1 Person – Zubereitung: 5 Minuten

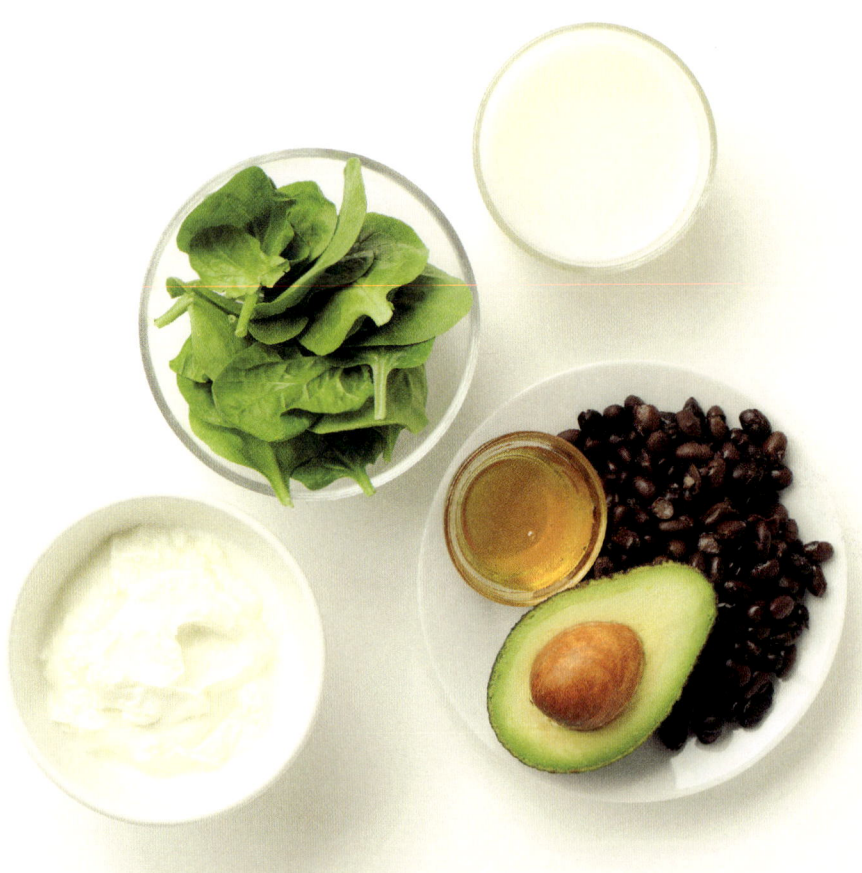

ZUTATEN

200 ml Reisdrink • 1 Handvoll junger Blattspinat

120 g griechischer Joghurt • ½ Avocado, entsteint und geschält

60 g schwarze Bohnen, gegart und abgekühlt (oder aus der Dose)

1 EL Honig (am besten Bio)

Schwarze Bohnen enthalten Ballaststoffe, Kalium, Folsäure und Vitamin B6. Zudem tragen sie zur Herzgesundheit bei.

P Proteinreich **GH** Gut für die Haut **M** Mineralstoffreich

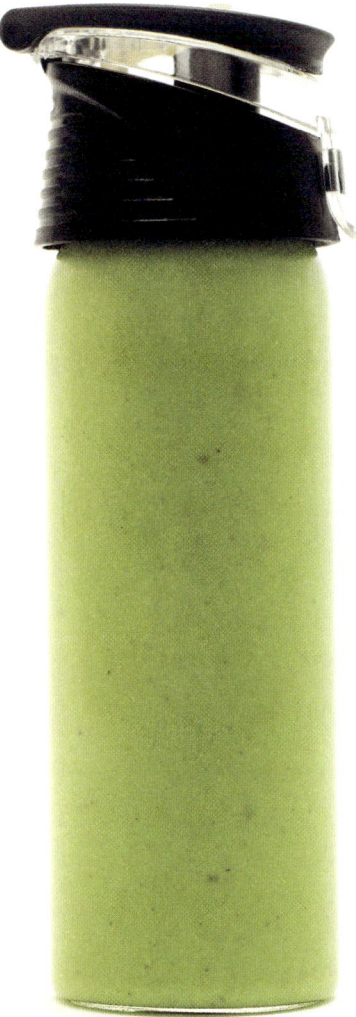

Reisdrink, Spinat, Joghurt, Avocado, Bohnen und Honig in den Mixer füllen und cremig pürieren.

KÄPT'N NUSS

Für 1 Person – Zubereitung: 5 Minuten

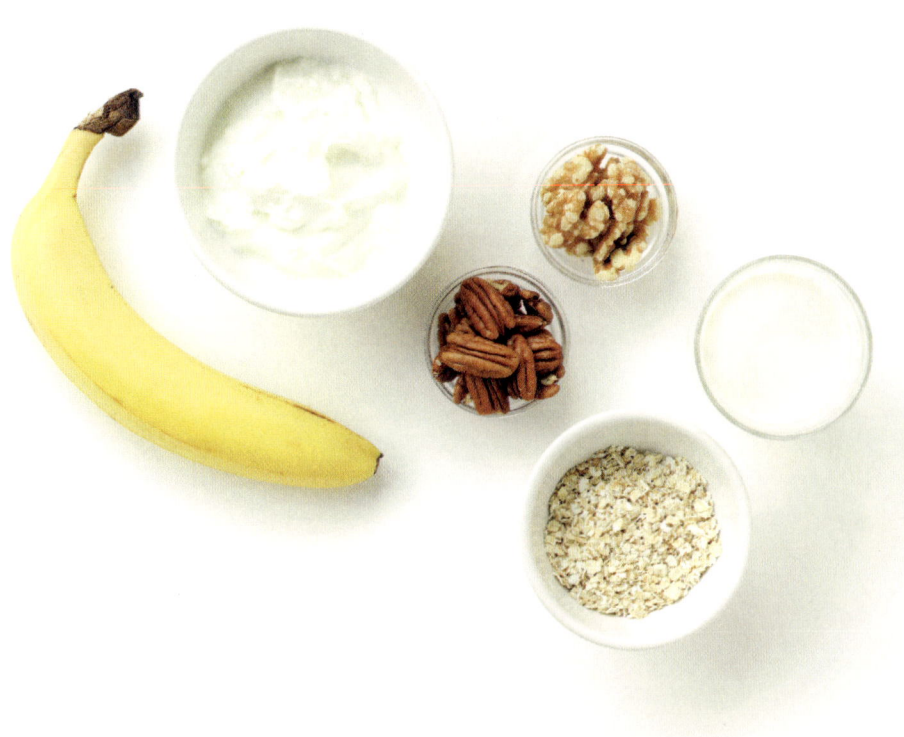

ZUTATEN

1 Banane, geschält und gewürfelt • 120 g griechischer Joghurt

1 kleine Handvoll Walnusskerne • 1 kleine Handvoll Pekannusskerne

120 ml Mandeldrink • 60 g Haferflocken

Walnusskerne enthalten neben Omega-3-Fettsäuren auch einfach ungesättigte Fettsäuren, die das Herz gesund erhalten.

SE *Spendet Energie* **M** *Mineralstoffreich* **SK** *Stärkt die Knochen*

Banane, Joghurt, Nüsse, Mandeldrink und Haferflocken in den Mixer füllen und cremig pürieren.

MILDE ORANGE

Für 1 Person – Zubereitung: 5 Minuten

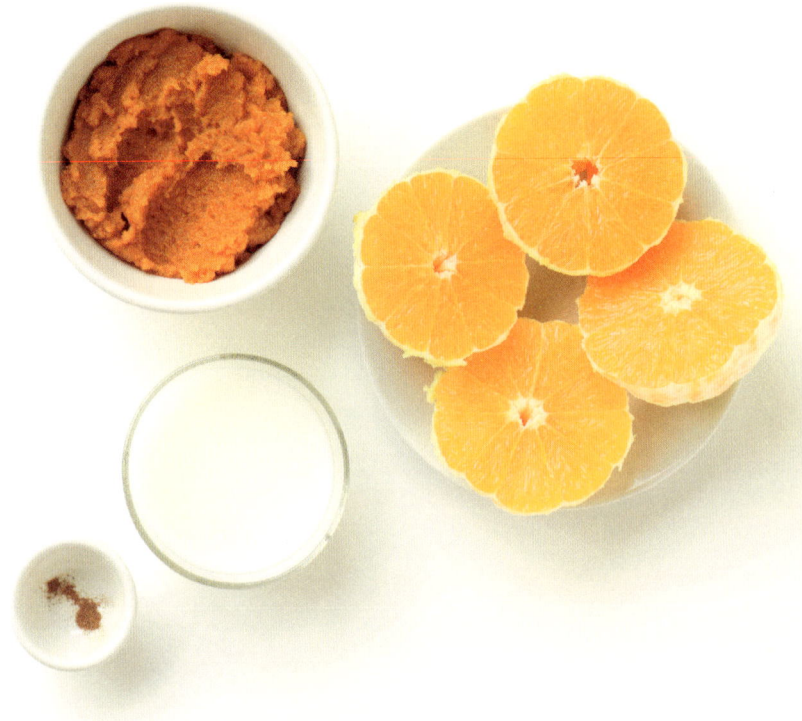

ZUTATEN

240 ml Reisdrink (am besten aus Vollkornreis)

2 Orangen, geschält und halbiert

200 g Süßkartoffeln, gekocht, abgekühlt und zerdrückt

1 Prise gemahlener Zimt

Orangen sind reich an Vitamin C. Es stärkt das Immunsystem und schützt die
Haut vor Schäden durch Sonnenstrahlung.

V *Vitaminreich* **M** *Mineralstoffreich* **SE** *Spendet Energie*

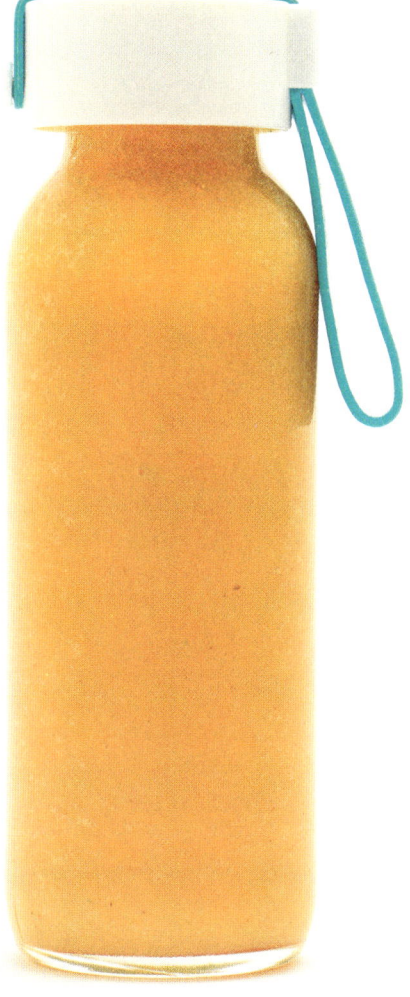

Reisdrink, Orangen, Süßkartoffelpüree und Zimt in den Mixer füllen
und cremig pürieren.

BOHNE – PFIRSICH

Für 1 Person – Zubereitung: 5 Minuten

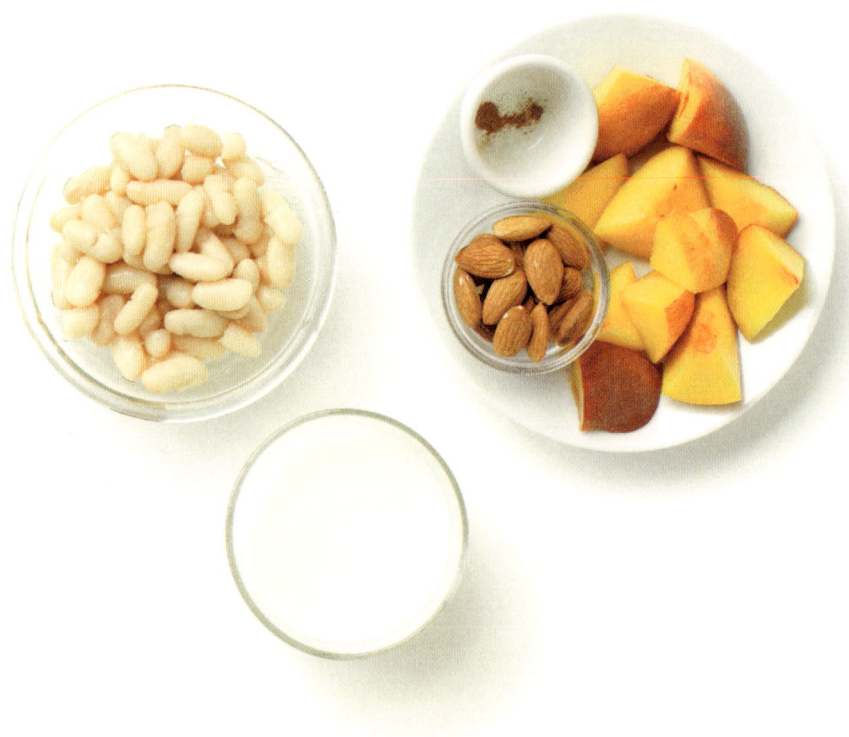

ZUTATEN

100 g weiße Bohnen, gegart und abgekühlt (oder aus der Dose)

240 ml Reisdrink • 200 g Pfirsich, gewürfelt

1 EL Mandeln • 1 Prise gemahlener Zimt

Weiße Bohnen enthalten wertvolle Antioxidantien, Eisen und – wie alle
Hülsenfrüchte – reichlich Ballaststoffe.

P *Proteinreich* **SI** *Stärkt das Immunsystem* **V** *Vitaminreich*

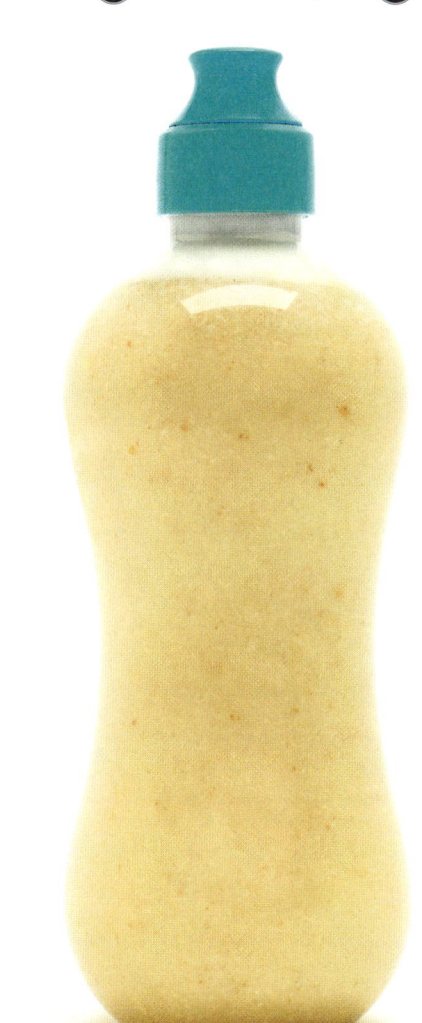

Bohnen, Reisdrink, Pfirsich, Mandeln und Zimt in den Mixer füllen
und cremig pürieren.

HAFER – HASELNUSS

Für 1 Person – Zubereitung: 5 Minuten

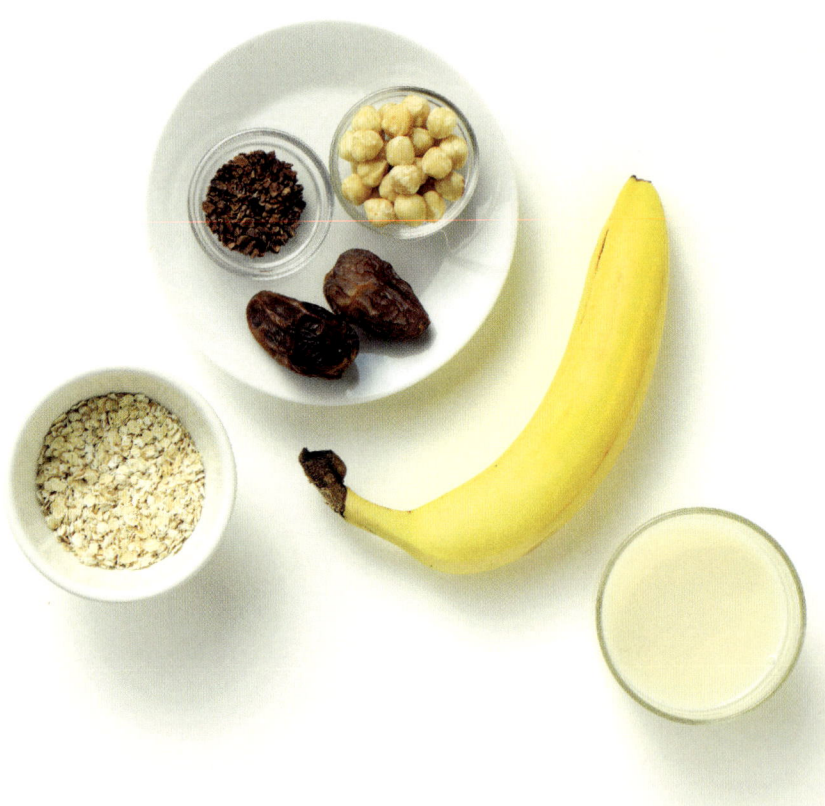

ZUTATEN

240 ml Haferdrink • 45 g Haferflocken • 1 Banane, geschält und gewürfelt

2 Medjool-Datteln, entsteint • 1 EL blanchierte Haselnusskerne

1 TL Kakaonibs

In Haselnusskernen steckt reichlich Vitamin E. Dieses Vitamin erhält Haare, Haut und Nägel gesund und schön.

P *Proteinreich* **FV** *Fördert die Verdauung* **FD** *Fördert die Durchblutung*

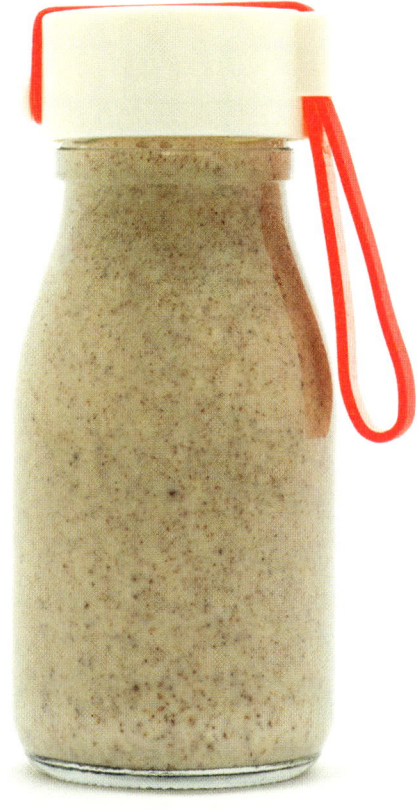

Haferdrink, Haferflocken, Banane, Datteln, Haselnüsse und Kakaonibs in den Mixer füllen und cremig pürieren.

SÜSSE PAPAYA

Für 1 Person – Zubereitung: 5 Minuten

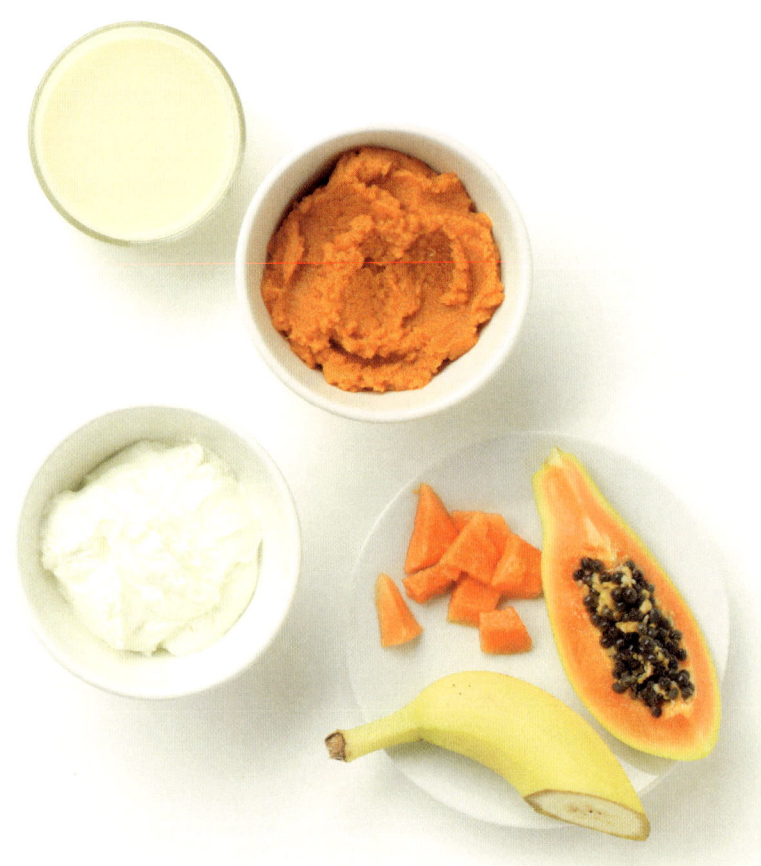

ZUTATEN

120 ml Sojadrink • 120 g griechischer Joghurt

200 g Süßkartoffeln, gegart, abgekühlt und zerdrückt

1 kleine Papaya, geschält, entkernt und gewürfelt

½ Banane, geschält und gewürfelt

Die Tropenfrucht Papaya enthält viele verschiedene Antioxidantien mit entzündungshemmender Wirkung.

FV *Fördert die Verdauung* **GH** *Gut für die Haut* **K** *Kräftigend*

Sojadrink, Joghurt, Süßkartoffelpüree, Papaya und Banane in den Mixer füllen und cremig pürieren.

ROTE BETE – APFEL

Für 1 Person – Zubereitung: 5 Minuten

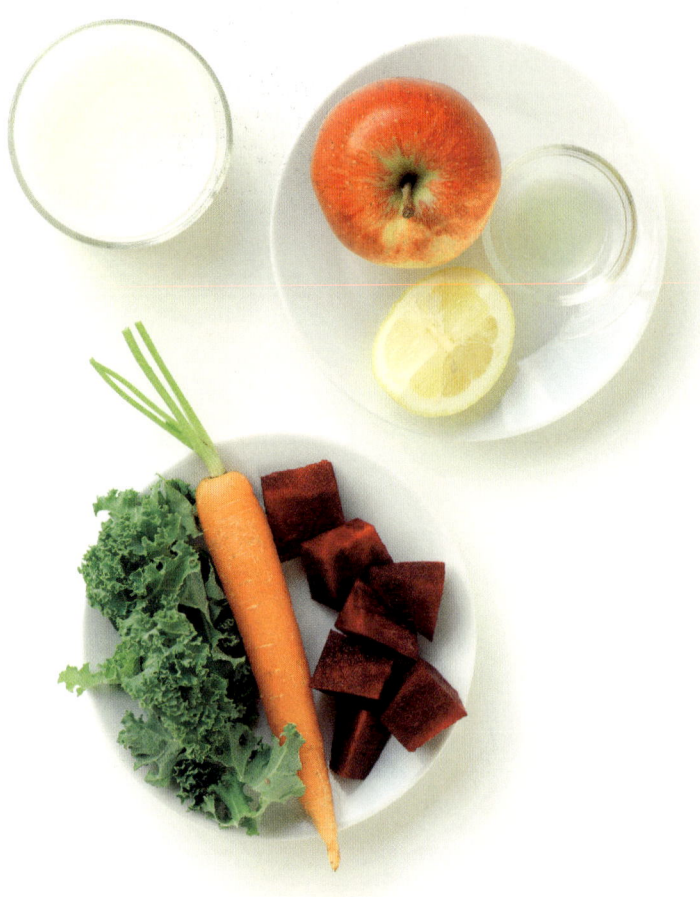

ZUTATEN

240 ml Reisdrink • 1 Apfel, entkernt und gewürfelt • Saft von ½ Zitrone
1 Rote Bete, gegart und gewürfelt • 1 Möhre, geschält
1 Handvoll Grünkohl

Rote Bete enthalten Mangan. Das Spurenelement unterstützt die Gesundheit von Knochen, Leber, Nieren und Bauchspeicheldrüse.

M *Mineralstoffreich*   **V** *Vitaminreich*   **SI** *Stärkt das Immunsystem*

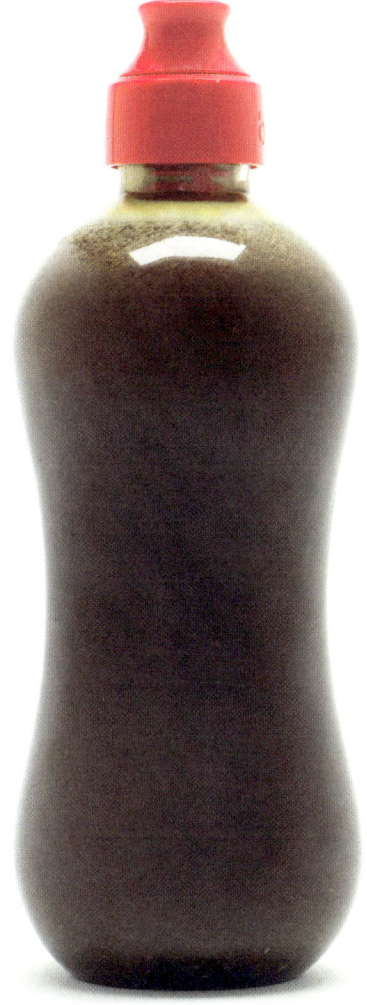

Reisdrink, Apfel, Zitronensaft, Rote Bete, Möhre und Grünkohl in den Mixer füllen und cremig pürieren.

BANANA MAMA

Für 1 Person – Zubereitung: 5 Minuten

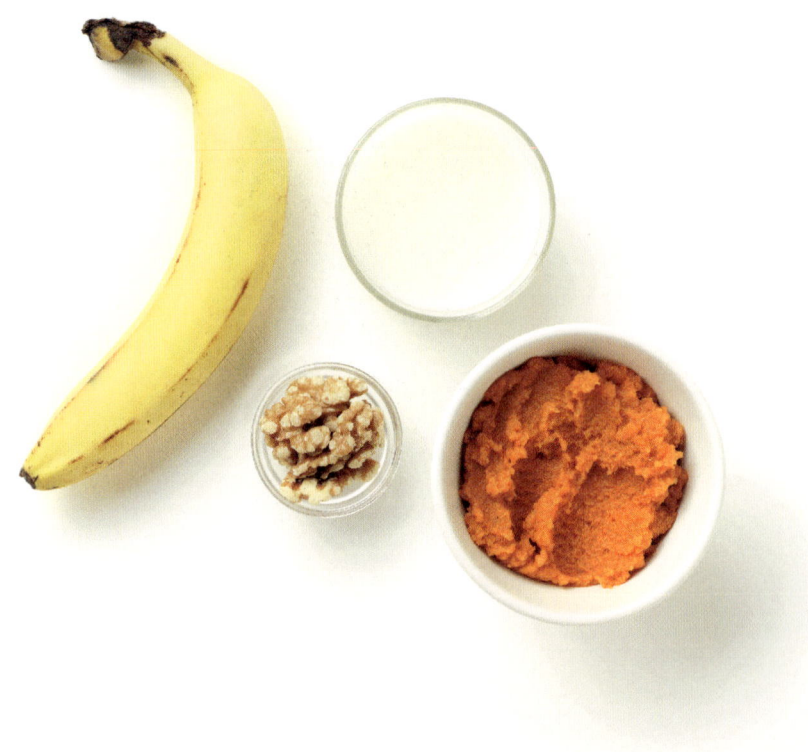

ZUTATEN
1 Banane, geschält und gewürfelt • 1 kleine Handvoll Walnusskerne
200 g Süßkartoffeln, gegart, abgekühlt und zerdrückt
240 ml Reisdrink

Bananen sind reich an Kalium. Der Mineralstoff lässt Muskeln und Nerven reibungslos funktionieren und regelt den Flüssigkeitshaushalt.

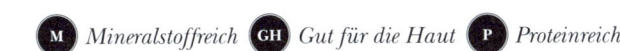 *Mineralstoffreich* GH *Gut für die Haut* P *Proteinreich*

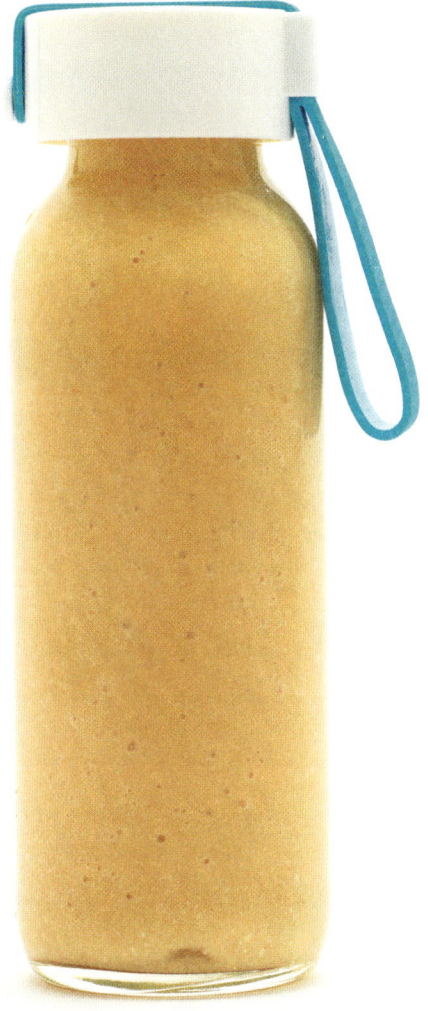

Banane, Walnüsse, Süßkartoffelpüree und Reisdrink in den Mixer füllen und cremig pürieren.

BUCHWEIZENBECHER

Für 1 Person – Zubereitung: 5 Minuten

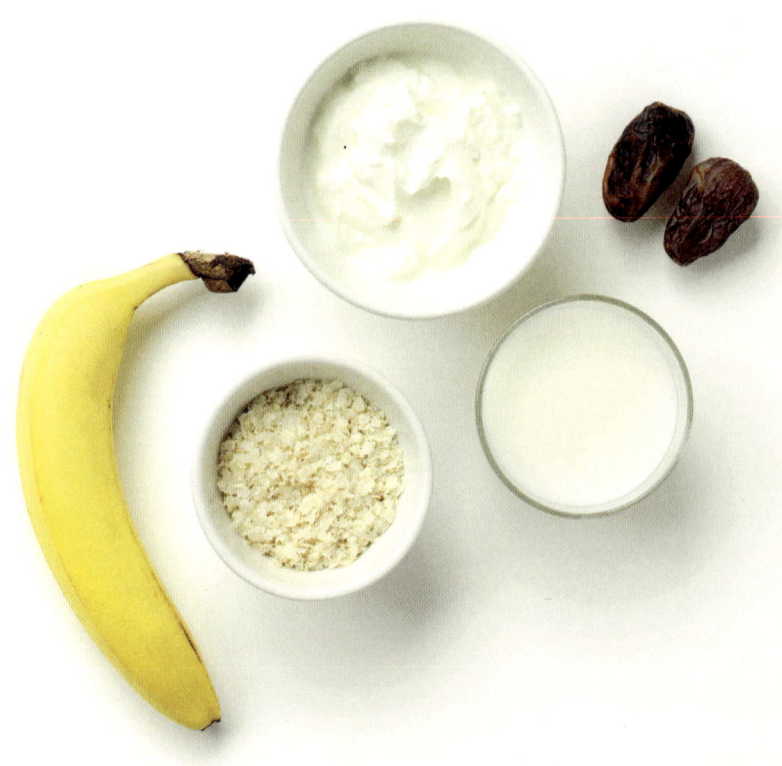

ZUTATEN

1 Banane, geschält und gewürfelt • 30 g Buchweizenflocken

140 ml Reisdrink (am besten aus Vollkornreis)

100 g griechischer Joghurt • 2 Medjool-Datteln, entsteint

Buchweizen zählt zu den Pseudogetreiden. Er ist sehr nährstoffreich und reguliert Blutzuckerspiegel und Insulinausschüttung.

FV *Fördert die Verdauung*   **P** *Proteinreich*   **K** *Kräftigend*

Banane, Buchweizenflocken, Reisdrink, Joghurt und Datteln in den Mixer füllen und cremig pürieren.

TRINK DICH FIT

Für 1 Person – Zubereitung: 5 Minuten

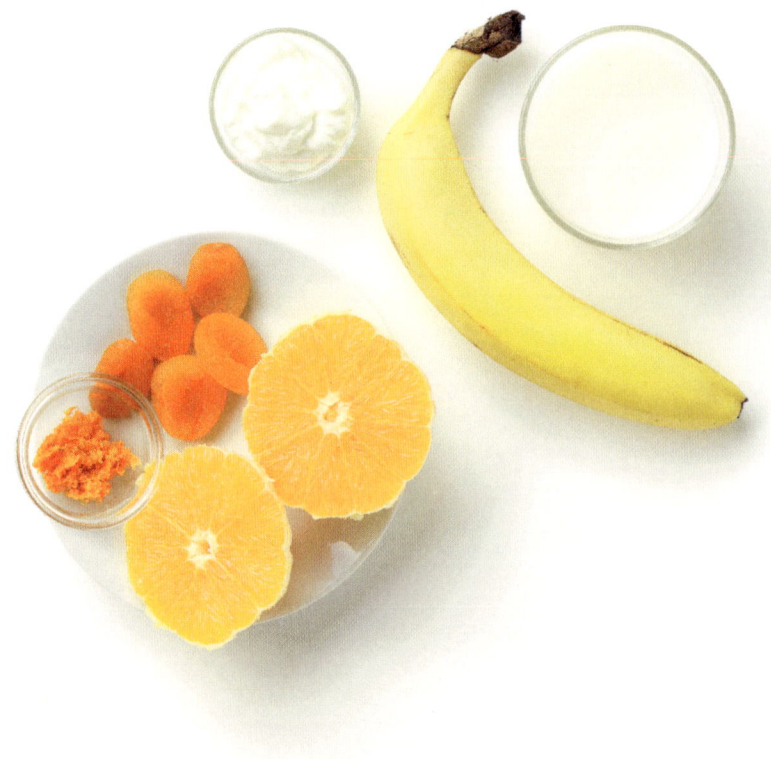

ZUTATEN

200 ml Reisdrink • 50 g griechischer Joghurt

1 Banane, geschält und gewürfelt • 5 getrocknete Aprikosen

1 TL abgeriebene Bio-Orangenschale • 1 Orange, geschält und halbiert

Getrocknete Aprikosen enthalten reichlich Ballaststoffe, dazu noch Kalium, Eisen und wertvolle Antioxidantien.

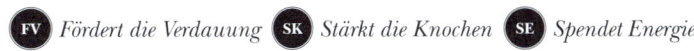 *Fördert die Verdauung* **SK** *Stärkt die Knochen* **SE** *Spendet Energie*

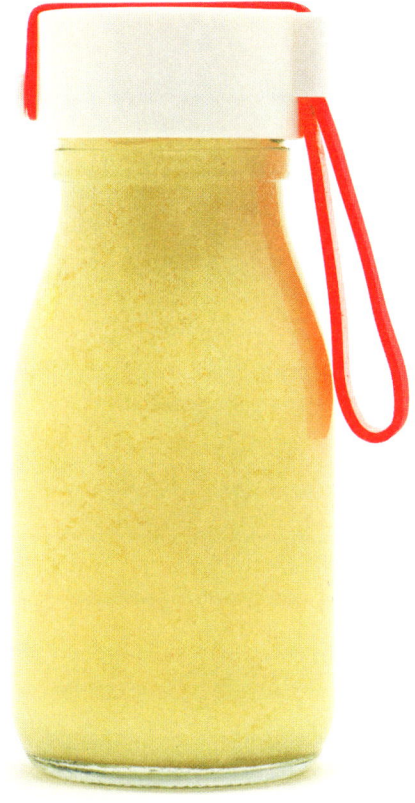

Reisdrink, Joghurt, Banane, Aprikosen, Orangenschale und Orange in den Mixer füllen und cremig pürieren.

REGISTER

Dank

Herzlichen Dank an Catie Ziller, Deirdre Rooney, Kathy Steer und Michelle Tilly für die tatkräftige Mitarbeit an diesem neuen Buch der »Grünen Serie«.

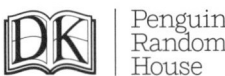

Für die englische Ausgabe
Autor Fern Green
Projektleitung Catie Ziller
Projektbetreuung Kathy Steer
Gestaltung Michelle Tilly
Fotos Deirdre Rooney

Für die deutsche Ausgabe
Programmleitung Monika Schlitzer
Redaktionsleitung Caren Hummel
Projektbetreuung Melanie Haizmann
Herstellungsleitung Dorothee Whittaker
Herstellungskoordination Arnika Marx
Herstellung Claudia Bürgers

Titel der französischen Originalausgabe:
Sports Smoothies – La Bible

© Hachette Livre (Marabout), Paris, 2017
Alle Rechte vorbehalten
The moral right of the author has been asserted

Übersetzung Wiebke Krabbe
Lektorat Petra Teetz

ISBN 978-3-8310-3423-9

Druck und Bindung
Toppan Leefung, China

Besuchen Sie uns im Internet
www.dorlingkindersley.de

Hinweis
Die Informationen und Ratschläge in diesem Buch sind von der Autorin und vom Verlag sorgfältig erwogen und geprüft, dennoch kann eine Garantie nicht übernommen werden. Eine Haftung der Autorin bzw. des Verlags und seiner Beauftragten für Personen-, Sach- und Vermögensschäden ist ausgeschlossen.